CARE

Good Care ,
Good Living

CARE
Good Care ,
Good Living

CARE
Good Care ,
Good Living

CARE
Good Care ,
Good Living

CARE

Good Care ,
Good Living

care 63
選對假牙，跟真的一樣好用

作　　者：管中陵
插　　畫：小瓶仔
責任編輯：劉鈴慧
美術設計：張士勇
校　　對：陳佩伶
出 版 者：大塊文化出版股份有限公司
台北市10550南京東路四段25號11樓
www.locuspublishing.com
讀者服務專線：0800-006689 TEL：(02) 87123898　　FAX：(02) 87123897
郵撥帳號：18066676　戶名：大塊文化出版股份有限公司
法律顧問：董安丹律師 顧慕堯律師
版權所有　翻印必究

總 經 銷：大和書報圖書股份有限公司
地　　址：新北市五股工業區五工五路2號
TEL：(02) 89902588 (代表號)　　FAX：(02) 22901658
製　　版：瑞豐實業股份有限公司
初版一刷：2019年2月
定　　價：新台幣350元
ISBN：978- 986-213-954-7
Printed in Taiwan

選對假牙
跟真的一樣好用

管中陵╱著

目錄

序

白髮蒼蒼老先生的
深深一鞠躬

管中陵 / 自序

　　行醫四十餘載，加上長年在醫學院教導學生，直至目前，仍在給執業中的牙醫上在職進修課程；雖也不間斷的接受公會、學會的專題演講邀約，不過聽講對象都是專業人士。數十年來在看診過程，發現許多病患他們心中對牙科的相關衛教、常識，竟有許多疑惑，而且還未必得到「能懂」的解答。

　　反倒是當牙齒有問題時，親朋好友的熱心建議，或報章雜誌的報導、網路上的道聽塗說，其中不乏斷章取義或以訛傳訛，致使許多錯誤觀念產生。讓多數男女老少視看牙醫為一件「極可怕」的事，避之唯恐不及，除非痛到萬不得已，才會到診所面對現實的治

療牙齒各種問題。

　　猶記三十年前，在公保門診遇到一位老先生，他說：「為了想慎重其事的裝好假牙，找了好幾家診所，得到太多建議，醫師說的都不一樣，真讓人無所適從。」我花了半小時，讓他了解他當下的口腔狀況，什麼樣的治療是適合他的年齡需求，建議他如何選擇實用、好用的假牙。老先生離開診間前，深深一鞠躬說：「我這輩子也看過不少科別的醫師，第一次，有醫師肯花這麼多時間為病人講解病情，面對後續的治療，我安心多了，謝謝您啊！」

　　一位溫文爾雅、白髮蒼蒼老先生的深深一鞠躬，讓我震撼之餘，印象非常深刻，並時時提醒自己：讓患者安心、相對的，也能對診治的醫師有信心。醫病之間若能有充份溝通、清楚講解病情、讓患者釋疑，才該是最好的醫療服務。所以當我開了自己的牙科診所，寧願少些病患，也要讓來看診的朋友，更懂得如

何照顧自己的口腔健康。

　　這本書，我不但盡力將所知所學，以親和的白話方式來敘述，循序漸進的章節讓讀者朋友知道假牙的種類、製作、使用維護保養等等。期盼給大家完整、正確的假牙常識外，也給自己行醫數十年作紀念。臨出書，方知一本書的出版，有多繁複的過程，謹此向劉鈴慧主編及大塊文化公司致上最大謝意。

　　祝福大家，一生都能有口好牙！

第一章

「真的」需要裝假牙嗎

非裝假牙不可了嗎

　　許多牙科患者都會面臨這類問題，在決定「非裝假牙不可嗎」的當下，往往會猶豫徬徨。

　　來自於四面八方的意見，包括親朋好友的經驗分享、推薦；報章雜誌的相關報導、各種的牙科宣傳，以及專業醫師的建議等，在在皆令患者無法拿定主意，不裝嗎？恐怕日後會產生新的問題，裝了呢，又怕因裝得不好或適應不良而後悔。

　　究竟在何種情況下需要裝假牙？

　　哪類型假牙適合患者個人的狀況？

　　目前是裝假牙的正確時間點嗎？

　　裝假牙以後的清潔維護，麻煩嗎？

　　假牙,又稱義齒,從專業角度來說,應稱之為「贗復體」,所以一般稱假牙的製作為「口腔贗復」,在醫學院的教育中,「牙科口腔贗復學」佔了極大的比例,可見假牙在牙科中舉足輕重的地位。實因為假牙的製作,是牙科諸多治療行為的總結。

這些狀況,有可能就需要做假牙

- 嚴重的齲齒,無法以傳統方式修復。
- 根管治療後、拔牙後,缺牙空間的維持及功能重建。
- 齒列矯正後的維持。
- 牙周病治療後的維護及固定。
- 牙齒嚴重磨耗的全口重建。
- 先天性疾病如唇顎裂患者。
- 遺傳性少牙或無牙症者。
- 後天性的外傷,譬如斷裂崩角的重建。

●四環素導致的牙齒顏色異常。

　　基於美觀及功能性需求，這些牙科治療後，皆需製作假牙以達到最佳的治療效果。

　　牙科治療猶如蓋房子前的地基建立，假牙製作則為總其成而建立美觀堅固的房子；牙科治療雖分工細膩且各司其職，但其實環環相扣，目的即為最後的假牙製作，以期達到最佳美觀及發音咀嚼等功能的恢復。但牙科治療完成後，假牙製作的需要與否，則是見仁見智，我將在書中與讀者朋友們分享看法。

　　從考古學中發現，假牙材料及製作技術的演進，從最早開始以天然素材來取代拔除或缺損的牙齒，舉凡金屬、獸骨、拔下來的牙齒等都試過，一直演進到樹脂、金屬、陶瓷類製品，都能給患者帶來莫大的方便與美觀。

裝假牙，不外乎美觀及功能的恢復

一顆牙齒因為過度破壞無法修復、或嚴重牙周病、或外傷等原因必須拔除，一般會產生兩種現象，如果拔除的是前牙，因美觀的需求，患者往往會主動尋求牙醫師以恢復美觀及功能。後牙的拔除，則就變化很大了，謹小慎為的患者，往往會遵從醫囑及時修復，大而化之或諱疾忌醫的患者，往往拖延猶豫、造成缺牙處及鄰近牙齒產生變化。

◎ 缺牙過久，缺牙處的牙嵴會由外向內，或呈垂直
　性向下漸退化吸收

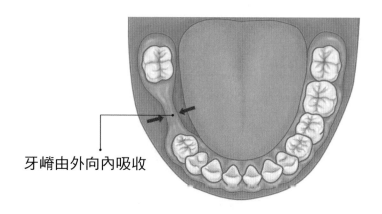

牙嵴由外向內吸收

牙嵴呈垂直性向下吸收

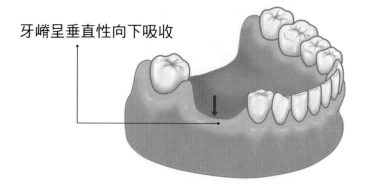

◎ 缺牙過久，鄰近牙向缺牙少阻力處傾斜移位

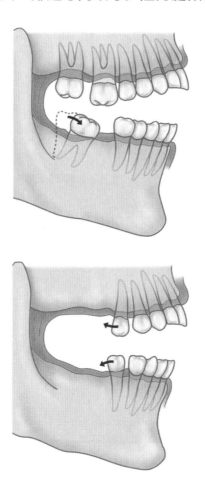

如此一來，不但易引起傾倒牙齒與其鄰近牙齒間產生齲齒，傾倒的牙齒，也因清潔困難而導致繼發的牙周病。缺牙處的相對牙齒，也會產生位置改變，即俗稱的「牙齒變長」了。

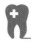

叩牙，是老祖宗流傳下來養生保健法之一，做法簡單易學：健康的牙齒，每天上下輕叩數十次，因為咬合的撞擊力道會沿牙齒傳導至齒槽骨內的骨小樑，並刺激骨頭的再生。但牙齒拔除後，這個正常的生理刺激現象就沒有了，齒槽骨因為牙齒的存在而存在，卻在牙齒喪失後，產生退行性吸收。

牙齒位移的生理現象

人類在咀嚼過程中，平均每日牙齒間彼此接觸

的時間約在二十分鐘左右；即便如此，長期使用下來，牙齒也會產生一定的磨耗，前面牙的磨耗是在切端，後面的齒牙則是在咬合面上。但我們的嘴型與容貌卻不會因牙齒磨耗變短而產生變化或癟嘴現象，因身體會有代償功能，牙齒會受骨頭的推擠而形成被動性萌出而維持咬合的高度。當一顆牙齒被拔除，曠日時久，對應的牙齒即會代償性的延伸、而產生長長了的現象。許多病人常問我：「為什麼牙縫變得越來越大？」通常牙醫師習慣性回應：「因為牙齦萎縮了。」

　　但我以為，不正確的刷牙方式會導致牙齦變化，但最主要的原因是牙齒的解剖型態為牙冠較寬，向下呈錐狀型的牙根，當牙冠持續磨耗，持續被動性萌出時，牙與牙間的三角型間隙就相對變大了。

◎ 牙齒的長期使用，導致牙冠持續磨耗及牙齒被動
　 性萌出，牙與牙之間的三角形間隙就相對變大了

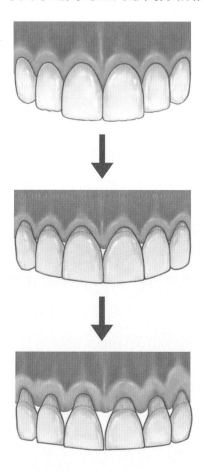

　　既然牙齒與牙齦的相對位置改變了，而對於單一過度萌出或延伸的牙齒而言，除了因牙縫變大而易導致與鄰近牙間產生齲齒，其本身也易產生牙周病的問題，因為清潔上增加了困難度。

　　一顆正常的牙齒在齒槽骨內，以青壯年齡層正常情況下，牙冠與牙根的比例應在一比二，亦即在齒槽骨內的部分佔牙齒總長的三分之二，齒槽骨外則佔三分之一，即為牙冠的部分。隨著年齡增長，牙齒的磨耗及被動性萌出交互進行，老年時牙冠牙根比為一比一亦為可接受的。

◎ 牙冠與牙根的比例應在一比二

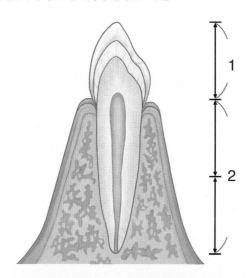

　　門診常見的嚴重牙周病患者，牙冠牙根比嚴重不足，在骨內的牙齒佔牙齒整體不及三、四分之一。這猶如蓋高樓大廈，房子愈高地基就要挖的愈深，牙周病的牙齒埋根淺，牙齒就搖搖欲墜，無法承受足夠的咬合力。

　　缺牙過久，對咬的牙齒過度萌出，也因此會產

生牙周病現象，牙齒的萌出高於正常咬合平面外，在患者咀嚼過程中，會產生咬合干擾、及創傷性咬合等問題，因而牙齒拔除後千萬不可等閒視之，以為旁側仍有功能不急於一時，久而久之習慣了也就不以為意，等日後產生問題想再作修復，則事倍功半，曠日廢時而效果必然不彰的。

◎ 缺牙過久，對咬的牙齒過度萌出

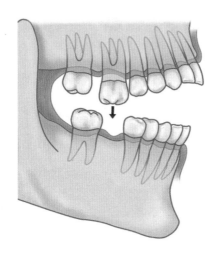

智齒的阻生齒現象

　　正常人大部分都有 32 顆牙齒，包括 4 顆第三大臼齒，即俗稱的「智齒」，萌出時間大半在接近成人的年齡。

　　古人吃的食物以原型食物居多，須較大的咬合力來磨碎食物，因此以前人的牙弓較大、較強健，能提供足夠的空間包括第三大臼齒。現代人吃的食物以加工居多，不需要太大的咬合力，以至於現代人的牙弓及臉型相較於古人顯得較小，但牙胚的數量因遺傳關係而不會減少，導致於現代人常有牙弓太小智齒萌出空間不足，產生阻生齒的現象，常見的水平阻生齒即肇因於此。

◎ 口腔裡的牙齒

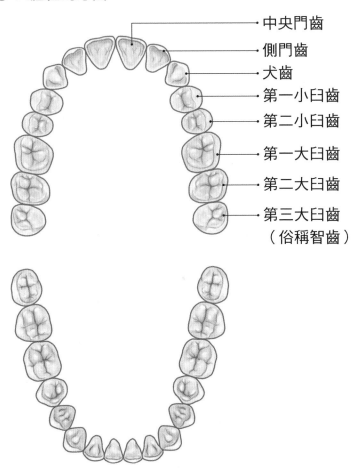

中央門齒

側門齒

犬齒

第一小臼齒

第二小臼齒

第一大臼齒

第二大臼齒

第三大臼齒
（俗稱智齒）

◎ 水平阻生齒

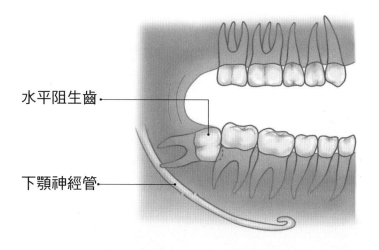

水平阻生齒

下顎神經管

　　拔智齒的恐怖經驗，恐怕是許多人揮之不去的夢魘；以現代人的咬合需求，智齒應視為多餘，存在與否並不影響咀嚼功能，且在清潔維護上較困難，留也無益，所以無須花費金錢與時間來製作假牙。

　　我常勸導患者：「如有一顆牙齒必須拔除時，應慶幸另外一側仍有功能，而不致影響正常的生活品質；但對於缺牙的區塊，仍應有警覺，盡早修復回正常狀態。」

　　因為無法預測能正常運作的那一側牙齒，何時會出現問題，若等到出了問題，兩側皆無法正常運作，再尋醫救治已是緩不濟急，不但是生活品質受到影響，倉促求醫，只能暫時解決問題，無法做到治療的逐步規畫。萬一再碰上不肖牙醫便宜行事，結果也是可預見的。牙齒若因過度齲蝕，無法以傳統方式修補時，可以藉固定假牙即「牙冠」或俗稱的「牙套」來恢復型態及咬合功能，甚至美觀的要求也能藉以達成。

　　根管治療過後的牙齒，結構上會有些變化，正

常牙齒有牙髓組織提供營養而較有彈性，根管治療過後的牙齒因牙髓組織的清除，而牙體組織缺少了原有牙髓組織供應的水分及養分，變得較脆、易折。

　　需要做根管治療的牙齒，牙體本身必然已因齲齒而破損許多，根管治療必經牙髓開腔手術，導致殘留的牙齒組織必然不足，無法承受較大的咬合力，這也是為什麼牙醫師在根管治療完成後，會建議患者做固定假牙，避免牙齒斷裂至齒槽骨內而需拔除，如此一來，先前為了保存牙齒所做的治療工夫全都白費了。

　　牙周病手術治療後的牙齒，在恢復後往往都還會有不同程度的搖動，為了確保治療成果及避免牙周病的再發，往往牙醫師會建議患者做固定假牙，將自然牙（真牙）固定在一起，優點是相較於各顆獨立的牙齒能承受較大的咬合力，也由於牙齒的彼

此固定，能導致牙槽骨的再生、連帶增加牙齒的穩定度。製作上需極端小心、專業化，草率製作的結果會是舊問題剛解決，新問題又出來了。

如果牙齒破壞情形不太嚴重時，還是可以用傳統的補牙技術修復；輕微的牙周病經過手術治療後並非都必須以假牙來固定，取捨之間還是請專業的牙醫師來評估為妥。

牙齒的修補

　　常有人會不滿意自己門牙的形狀及顏色，希望
藉由假牙瓷貼片等方法來改進；常見情況當數門牙
間有牙縫。

門牙間有牙縫

　　原因有的唇繫帶位置太低，導致門牙中央門齒
在萌出後無法併合，也有因牙齒與牙弓的比例不對
導致。有的人個子很嬌小，卻天生有很大的牙齒，
有的人長得雄壯魁梧，卻是一嘴小牙，這都是遺傳
所致。

　　早年常見有牙醫師為中央門齒間牙縫過大的患

者，嵌上一顆小牙齒以填補縫隙，或是以複合樹脂填補來減少縫隙，皆因為傳統觀念認為「門牙有縫會漏財」所產生；甚至有人將自然牙磨小，另做較大的牙冠來封閉間隙。

我曾見過許多患者因天生牙齒牙弓比例不對，而致使牙齒間處處縫隙，而做了全口瓷冠假牙的修復。對此我覺得有很大的商榷空間：

牙齒基本型態的「黃金比例」，大概長寬比為 3：2，改變了正常比例型態就會顯得不自然，嵌小牙於牙縫間，不足以成為一顆標準型態的牙齒，無異畫蛇添足，益增其醜。其次是牙周的健康絕對會受到影響，牙齒從牙床萌出是有一定的角度，改變牙齒型態意味著角度必然改變。

牙齒間的牙齦，為非角質化的上皮，這也是為什麼牙周病的產生最常見由牙縫間開始。加大牙冠以封閉縫隙，必然壓縮到牙齦的正常空間，導致牙齦慢性發炎，最常見無外乎牙齦異常紅腫、流血。且做牙冠或瓷貼片，需磨掉一些自然牙，提供假牙適度的空間，這將是一條不歸路，做下去就再也無法回頭了，所以在做這種選擇時務必三思。

除非年齡過大，或需在短時間內改善外觀等特殊需求，方可做牙冠或瓷貼片，但需經過專科醫師審慎評估、仔細處理，否則不良的後遺症如牙周炎等勢不可免。

用齒列矯正來閉合牙縫

需先諮詢矯正專科醫師、做完整規畫，如唇繫帶重置手術等，再以矯正方式來配合閉合牙縫，這樣做患者要很有耐心及相當的配合度才能完成，想

要求速成是不可取的。

牙齒的琺瑯質和你想的不一樣

在牙科門診，常有患者覺得自己牙齒顏色太黃，尋求洗牙或美白等方式來解決，以現代人盲目追求美觀而不計後果的心態來看，實有說明的必要。

人類牙齒的外包部分為琺瑯質，本身為無色且略不透明，琺瑯質下的牙本質（或稱象牙質）則是呈黃色的，固然牙本質的黃色深淺因人而異，琺瑯質的厚薄度也有所不同，所以透過琺瑯質呈現出來的牙本質黃色，因人而異、深淺有別。

基本上，健康牙齒為微黃色且具有適度的光澤，牙齒顏色較黃，可能係因本身的琺瑯質較薄，無法區隔牙本質的黃色透出，其實是正常的。許多

人都認為牙齒白皙才是正確而健康的，殊不知牙齒
太白有可能是象牙質（牙本質）發育不良，或牙齒
表面脫鈣所造成。

　　早年在某些地區飲水中含氟量過高，會造成牙
齒表面呈棕色斑點、缺乏光澤，而美白牙齒所用的
過氧化氫凝膠所產生的單氧離子為強酸性，雖可去
除牙齒本質的黃色，相對的也會造成牙齒表面的破
壞，結果是不可逆的，所以盲目追求牙齒美白的觀
念該有所調整。

牙齒變色，有先天性及後天性的差別

　　後天的造成，可能是外傷撞擊或嚴重齲齒所導
致牙髓壞死，血管內紅血球破壞，血紅素會釋放出
來，而緊鄰牙髓腔的象牙質，是由無數個象牙質小
管所組成，血紅素會浸潤到這些小管內去，時間久

了就會因氧化而變暗，其原理如同血液遇到空氣過久即會氧化變黑，如此造成象牙質色素沉澱，變暗，透過琺瑯質而顯現出來。

先天性因素，則是因為有許多人因幼時使用鹽酸四環素，導致恆牙萌出後產生灰褐或灰綠等不美觀的顏色。早年醫院所使用的四環素，當廣效抗生素用，副作用少，許多小兒科、內科診所常使用；後來發現這類藥物，會影響恆牙牙胚、且導致門牙萌出後帶有灰綠色。不過現在隨著抗生素的逐代改進，這種情況已越來越少了。

傳統的牙齒漂白

在做根管治療時，在根管內放置 30% 的雙氧水，以漂白燈照射一定時間，便可清除象牙質小管內的沉積色素而達漂白的效果。但時間的掌控很重要，過久則牙齒色呈死白而不自然，漂白燈照射效

果因人而異，每個人的要求標準不同，而這種由內
而外的漂白方式，針對被四環素染色的牙齒效果不
顯。

　　我個人認為，如果牙齒本身很健康，僅只是顏
色不理想時，還以根管治療方式，犧牲牙齒健康，
從內部漂白或以美白凝膠做外部漂白，皆對牙齒傷
害很大，以現代的科技可以有許多方法替代，譬如
瓷牙冠，瓷貼片等都可改善美觀，且不會非犧牲牙
齒的健康不可。唯牙齒完整性會受到一定破壞，患
者在有這方面上需求時，建議與牙醫師溝通討論，
並三思而後行，以免抱憾。

　　雖然現今唯美至上的風氣當道，醫師在執行美
白處理前，應對病人有告知的義務，不要病患有需
求就盡量配合，不計後果是商業行為，唯有事前告
知，強調健康的重要，而非一味取悅患者以達牟
利，才是醫師所該有的醫療行為，兩者間差距甚

遠，好的牙醫師當有為有所不為，方能贏得患者的
信任與尊重，進而導致雙贏的治療效果。

因意外傷害造成的牙齒缺損

牙齒缺損的原因不外乎車禍撞擊、運動傷害或
吃東西時意外咬到硬物，牙醫師會視破壞程度做不
同的處置。

較輕微受損

如門牙缺角、切端崩裂，只要沒傷及牙髓，都
可以瓷貼片或瓷牙冠來恢復美觀與功能。

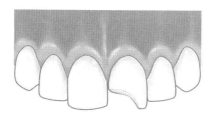

◎ 短時間內改善牙齒外觀可做瓷貼片

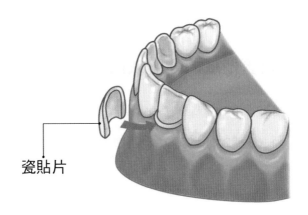

瓷貼片

◎ 短時間內改善牙齒外觀，也可做牙冠來處理

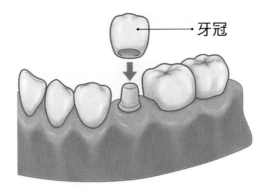

牙冠

若牙體受損嚴重

當牙本體破壞暴露出牙髓，易有感染風險。

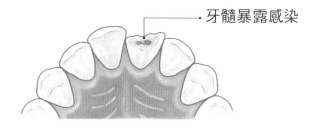

牙髓暴露感染

　　如果缺損範圍過大，影響牙髓組織，就必須先做根管治療，再依牙齒的強度看是否要用牙釘柱置入加強，再以瓷牙冠來做修復。若有斷裂部份延伸到牙齦下，甚至到齒槽骨內，則須視牙根的長短做不同的處置。牙根太短，建議拔除為宜；牙根夠長，還可以做根管治療後，以矯正方式將牙根拉出到一定位置，再做固定假牙修復。所以牙齒斷裂後並非是非拔不可，盡量保有自然牙，是牙醫的責任與義務。

牙根斷裂

就一定要拔除，以免感染。

牙齒移位

必須先以手術推回原位，再以矯正鋼絲加樹脂固定，但未來可能需要做根管治療。如果僅是移位沒有缺損或變色等問題，後續的瓷牙冠或貼片也不是非做不可。

牙齒脫落

如能找得回來，沖洗一下，先置於鮮奶中保存，盡快就醫，做完根管治療，置回齒槽骨內，以鋼絲固定，通常牙齒都能保存且預後良好。

第二章

哪種假牙適合我

牙齒研磨學問多

　　基本上，假牙可分為固定假牙及活動假牙兩大類，由於口腔狀況的不同，每一大類底下還可分許多細項，即便植牙已普及流行成為趨勢，植牙體上的製作，亦不外乎分為固定假牙及活動假牙這兩大類。

固定假牙

　　較為一般大眾所接受，適應期短，異物感少，相較於活動假牙的外加型式，導致口腔空間受限、異物感強烈、須經常取下清潔、常成為他人取笑對象等情形等，固定假牙是多數患者的首要選擇了。固定假牙基本上分為牙冠、牙橋（又可分為傳統型

牙橋及樹脂固定型牙橋，俗稱馬里蘭牙橋）、瓷貼片
及嵌體。

◎ 傳統型牙橋

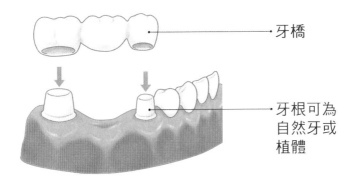

牙橋

牙根可為
自然牙或
植體

◎ 樹脂固定型牙橋

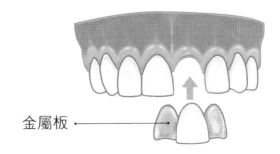

金屬板

◎ 視牙本體破壞的程度而有不同嵌體的設計

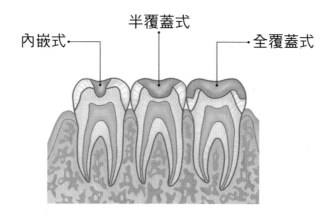

以假牙專科醫師的立場，如果要製作一個好的固定假牙，首先應做正確的診斷及建立治療計畫：

● 牙齒是否需要先做根管治療？

● 是否有牙周病要先處理？

● 是否牙齒有位置及排列的問題需要矯正治療？

● 患者身體狀況如何？能否接受固定假牙製作

所需耗費的時間及體力？

　　如果情況許可，一切無礙，才能開始固定假牙的製作。以單一牙冠為例，牙齒的研磨勢在必行，這是一條不歸路，一旦磨掉了就再也無法回復了。

製作牙冠的材料

　　一般視製作牙冠的材料，而在研磨程度上有所差異，以金屬牙冠為例，大概只需將牙齒磨掉 0.5-0.7 毫米即可，如果是以金屬為襯裡的金屬瓷冠，則會因金屬及瓷的厚度需求，牙齒從咬合面到舌頰側以至鄰接面，都須磨掉 1-1.5 毫米，以提供牙冠所需的足夠空間。

　　現階流行的全瓷冠，不論是前牙或後牙，厚度需要 1 毫米左右方能承受適度的咬合張力。而前牙的瓷貼片，一般只需磨掉唇頰側以及切端 0.3 毫米即可。這是指一般牙齒而言，萬一牙齒變黑，或因

四環素染色，則牙齒須磨掉的厚度，會相對增加到
0.5-0.6 毫米，以免顏色滲透出來。

　　在專科醫師的眼中，研磨牙齒是很慎重的醫療
行為：

　　研磨的厚度須均等，不可厚薄參差，研磨須依
照牙齒原有的型態為主，尤其是牙齒在研磨後軸向
（齒冠到齒根）的平行度，因為越接近平行，越可提
供未來牙冠適度的固定效果。研磨厚度相當可提供
未來牙冠製作後能產生等張的應力，熱脹冷縮的影
響也相對減少，更重要的是不會改變牙齒原有的形
狀，對牙周的健康相對影響較少。

牙冠製作

　　一般都會將牙冠的邊緣延伸到牙齦下 0.5 毫米左右以達美觀的效果，也為了避免對牙周產生影響或傷害，而將牙冠邊緣做到與齒齦齊平，甚至在其上的高度。這是純粹就健康考量，相對在前牙就要犧牲美觀的需要，至於後牙則還在可接受的範圍內。

牙冠邊緣的研磨

　　常見有些牙醫師，對牙齒研磨態度草率；往往將牙齒磨得如金字塔般，目的只為將來牙冠戴入的方便，以致牙冠上的三分之一研磨過多，齒頸部為避免傷及牙髓而明顯研磨不足。

牙冠邊緣的處理

　　一般為了美觀而將牙冠邊緣延伸至牙齦下，也

是正常且為一般病人可接受的慎重做法。先使用添加血管收縮劑的排齦線，以工具擠壓至齒齦溝內，方便牙齒研磨至牙齦下而不致傷及牙齦。若遇上草率行事的牙醫師，盲目地直接研磨至牙齒溝下，尤其是用牙鑽針對牙齦邊緣修除或以電刀修除牙齦，將造成永久性傷害。

　　但根據科學研究，此類破壞性的牙齦處置，即便未來傷口癒合，也會造成不可避免的牙齦退縮，而製造出來的牙冠邊緣，也會暴露於牙齦上而失去美觀的要求了。

　　牙冠的製作需要求邊緣與牙齒的密合，這要利用排齦線將牙齦推開方便做精確的印模，如此製作出來的牙冠密合度高，也不易產生邊緣滲漏及二度蛀牙的產生。許多牙醫師常犯的錯誤是牙頸部的研磨不足，這些牙醫師的臨床訓練不足，擔心過度研磨會傷及牙髓組織，但技工在製作牙冠時，基本的

厚度是需要的。

　　以金屬瓷冠為例，在後牙受力較大的情況下，金屬瓷冠的厚度至少需要 1-1.5 毫米的厚度，方能承受正常的咬合力，研磨不足的結果，以至於完成的牙冠不僅大於正常的牙冠，邊緣接觸牙齦的部分，也因厚度的需求而改變了牙齒原來應有的型態及萌出角度，導致牙齦受到壓迫而引起慢性牙周炎，紅腫、流血，都會隨之發生。

牙齒研磨完成後還需臨時牙冠的保護

　　臨時牙冠的保護，有助於美觀及功能維持；一個牙冠的製作，不僅是材料的選擇，醫生製作的態度嚴謹慎重與否，其實佔了絕大部分比例。以現代科技的進步，材料的差異性不大，在美觀的表現上反而較為明顯。材料的演進從最早的金屬冠，慢慢演進到金屬瓷冠，到現在普遍被常用的全瓷冠。

　　在演進過程中，由於數次金價上漲，導致金屬價格大幅上揚，材料公司於是研發了許多種類的合金，取代以前大量使用貴重金屬而增加的成本，但合金的熔點卻因成分複雜反而大大提升。為了降低合金金屬熔點，方便技工鑄造，因此必須添加助熔劑，這些助熔劑會在鑄造完成後殘留在金屬表面，而在燒附瓷面時，這些助熔劑會浮到瓷表面，造成燒出的瓷冠略帶青灰色，所以現在還常在患者口中，見到這類使用較為劣質金屬所製作的假牙。

　　金屬中，貴重元素成分高，熔點相對較低，無須使用助熔劑，對瓷牙的顏色表現相對提升。所以說除了牙醫師的技術學養及態度，材料的選擇亦佔了一定比例，以現在流行的全瓷冠而言，是由電腦掃描切割二氧化鋯成型，不僅是化學惰性，對牙齦不會產生刺激，精密度及強度亦大大提升，亦不失為一個安全兼具美觀的選擇。

　　我行醫 40 年，基本上會建議患者在門牙的美觀前提下選擇全瓷冠，最主要原因為牙齒被動萌出後，不會有金屬瓷冠的黑色邊緣露出，而影響到美觀。後牙則建議用金屬瓷冠即可，二者的價位有一定差距，美觀及實用皆須列入考慮範圍，以做正確的選擇。

根管治療後的牙齒

　　由於根管治療時，髓腔需開口清創導致牙齒呈中空狀態，加上大部分病人就算牙疼都暫且忍耐，忍到受不了找牙醫看診時，發現牙齒已因過度蛀蝕導致牙髓炎，必需得做根管治療。

　　根管治療後的牙齒本體結構會脆弱許多，如須製作牙冠而做研磨動作，通常牙醫師會利用牙釘柱嵌入根管內，再輔以填補材，強化牙齒結構，再以牙冠保護。牙釘柱有預鑄式，如銅質合金的螺釘，或量身訂做鑄造成銀合金的牙釘柱，現在還有強化玻璃纖維的牙釘柱，視患者個人的病情、經濟能力，可以有不同的選擇，達到最佳治療效果及更持

久的耐用性。

牙冠平均使用年限約為十年左右

　　牙冠有使用年限的，原因並非牙冠的破壞或變形，大部分是因為長期使用後，牙齒磨耗導致過度被動性萌出，牙冠的邊緣暴露在牙齦上，露出的牙根部分，則會因有無根管治療而有不同的表現。

　　活體牙齒，可能會形成過敏痠痛現象，這在年輕人身上較明顯，老年人因牙髓腔長期受外界刺激而縮小，相對敏感度也降低。接受過根管治療的病人，易因邊緣暴露，如果加上口腔衛生不良，很容易導致二度蛀牙而不自知，且往往是牙齒斷裂後才發現，所以定期追蹤，到了一定年限，可與醫師研究，考慮做更換，以達長久使用的效益。

門牙的牙冠顏色差異性

　　許多患者在製作前牙門齒完成、戴上的當下，都還覺得很滿意，但隨著長時間的使用後，漸漸會發現當初做的門牙與鄰近的自然牙齒間產生了明顯的色差。

　　年輕人因琺瑯質厚而顯得齒色較白，隨著年齡增長，琺瑯質的磨耗致牙本質顏色透出較多，慢慢使得牙齒齒色變深變暗，這跟齒面磨損及外來色素沉澱導致齒色變深也多少有些關係。瓷牙面則顏色一旦燒定，就不會再產生變化，再加上材料本身的物質特性，自然牙本身有吸光性，而瓷牙面因上釉有反光特性，光潔的瓷面因反光則顯得較白較亮，自然牙面則因磨損、吸光特性及對射入光會產生吸收及折射現象，顯得較暗沉。

　　諸多原因皆導致真牙及固定假牙在長期使用

後，產生色差導致不美觀，不自然的現象讓使用者
須做更換的動作以符合美觀的要求。以專業醫師角
度來看，單一前牙的假牙製作通常最具挑戰性，因
為顏色的配合相當困難，尤其以正中門齒為最，因
為左右對比立現，一點差別即很容易被看出來。所
幸現代科技進步，可經由照相取得正確的顏色資
訊，取代以傳統的比色板比色後，再交付給技工所
製作的能得到更好效果。

後牙瓷冠咬合面的選擇

　　後牙牙冠的製作，有個很重要的考量，是瓷冠
咬合面的選擇！

　　大部分患者都希望，製作出來的牙冠在顏色及
型態方面都能自然逼真，卻忽略了牙冠的材質對於
自然牙所產生的磨耗及破壞。自然齒長期使用會產
生一定的磨耗，拋光的金屬冠相對的對自然齒咬合

面磨耗一定更為明顯，因兩者的耐磨係數有差所致，更別說瓷咬面的牙冠。

　　瓷冠咬合面耐磨係數高，相對於對側的牙齒傷害也就更大，通常拋光或上釉的瓷面，對自然牙的損傷因長期使用就已可觀，若是經過咬合調整，未做二度拋光或重新上釉的瓷冠而言，傷害力更是驚人。行醫40載來，我見過許多患者口中自然齒被對側瓷冠磨耗到成過敏性牙齒，甚至牙髓穿孔，導致牙髓炎需做根管治療。也有患者的金屬冠被對咬的瓷冠磨到穿孔，引發蛀牙的例子亦屢見不鮮。

　　所以除非美觀的強烈要求，後牙的牙冠咬合面，我通常建議患者接受金屬咬面，而在唇頰側燒附瓷面以增加美觀，如此對咬牙的牙齒，才能得到一定的保護，且增加使用的壽命。牙醫師在處理咬合面時的態度，將是決定患者使用的效果及年限最大因素之一，務須慎重、方保長治久安。現代人一

般最在意美觀，為了漂亮往往不計後果，在此要奉勸讀者朋友，醫生有告知的義務，即便患者有選擇的權利，但利害相權，還是謹慎小心為是。

　　再來要介紹的是固定牙橋，傳統的固定牙橋製作基本上與固定牙冠相同，唯二不同的，是需考慮牙齒研磨後的平行度及牙橋的承載力。在植牙技術尚未發展到今日這般進步及普遍的時候，固定牙橋往往是缺牙者的首選。

　　製作固定牙橋，首先要考慮的是缺牙及鄰近要作為未來支柱的牙齒的狀態；健康程度包括牙齒本身的強度及牙周的健康，其次要考慮的是支柱牙的角度，是否因長期缺牙而向無牙區傾斜，因為這會影響到未來研磨支柱牙的困難度。再來要考慮的是對側牙齒的咬合高度，這涉及到牙齒咬合面的一致性。

　　長期缺牙易導致對側牙過度萌出，而突出於正常的咬合平面，許多牙醫師往往為圖方便簡單而草率製作出一個牽就對側的牙橋，咬合面不自然且形成曲面狀，如此後果不堪，因為對咬牙過度萌出而致使該牙與鄰接牙齒的齒縫變大而易致齲齒。一旦需以牙冠修復，又需牽就現有的劣質牙橋，如此咬合面永遠無法恢復到正常的一致高度，不僅咬合傷害容易發生，清潔維護亦更加困難。負責的醫師會將對咬牙齒恢復到正常的咬合平面，再來重新製作牙橋，以達到最佳的效果。

支柱牙健康的牙橋

　　固定牙橋，原理如同建造一座橋，橋的兩端為橋墩，如同牙橋的支柱牙，是負責載重的，所以支柱牙健康的重要性，關係到牙橋的支撐度。

　　中間橋體設計的承載力與橋體的長度有密不可分的關係，根據科學研究及計算，橋體的長度增加一倍，橋體的中心點需承受三倍以上的壓力，等於是以等比級數增加，所以製作固定牙橋其實是有許多的限制條件。

　　例如缺一顆牙，可由鄰近的兩個支柱牙，以牙橋方式連接以承受咬合力。

　　缺兩顆牙時，距離拉長了，相對的支柱牙的數

量也要增加了，增加支柱牙目的是成為橋體中心在受力時的抗力點，如果支柱牙數量不夠，則牙橋能承受的咬合力就相對降低了。

長幅式牙橋

臨床上常看到許多患者口中有所謂的「長幅式牙橋」，說穿了即是缺兩、三顆牙，卻只有頭尾兩端支柱牙支撐，這兩個可憐的支柱牙除了要承擔其本身的咬合力外，還要負擔額外的橋體和張力，通常這類案例預後都不好，維持不了多久，連旁邊的支柱牙都報銷了。

◎ 缺了兩、三顆牙，卻只有頭尾兩端支柱牙支撐

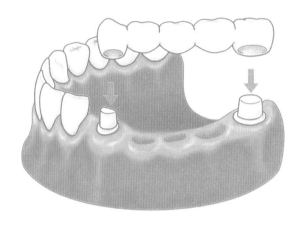

　　便宜行事卻得不償失，負責任的牙醫師應該要有所考量而不會如此貿然行事，牙醫師的責任是盡量保存自然牙齒，如果缺牙情形不是連續性的而是中間保有牙齒，如此製作長幅式固定假牙是可行的，如同建造長橋中間有額外的橋墩分攤支持效果是一樣的原理。

懸臂式牙橋

　　如果缺牙是牙弓上的最後一顆牙，由於後方沒有牙齒可以做牙橋，就有「懸臂式牙橋」的產生，利用缺牙前面二至三顆牙連接，作為支柱再延伸至無牙區。但這是有許多先決條件的，除了支柱牙的健康、數量的多寡，才能決定延伸橋體的長度。根據力學研究，延伸的橋體長度不能超過支柱牙連結體長度的三分之一，即便如此，咬合力及耐張力還是有限。許多患者常抱怨這類假牙在咬合上力量不夠，所以雖然有了懸臂式牙橋的產生，但運用上並不廣泛，現代的病人在缺牙治療方面，多了植牙的選項，也不必犧牲掉前面的好牙，而又大大提升了咬合功能。

◎ 懸臂式牙橋，利用缺牙前面二至三顆牙連接，作
　為支柱再延伸至無牙區

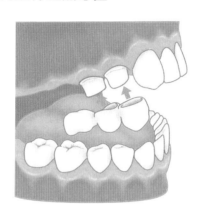

橋體下與無牙嵴接觸的界面

　　橋體的型狀是很多病人不了解的一塊。但文中
要強調的是橋體下面與無牙嵴接觸的這個界面，通
常其形狀與缺牙嵴的型態有密切的關係。

　　缺牙嵴如為正常的圓弧型，橋體的組織面（與
缺牙嵴接觸的部分）應作成半覆蓋式的形狀：

◎ 外側因美觀要求，牙橋要緊貼牙脊

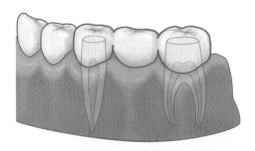

◎ 當牙脊為正常形態時，橋體內側為開放式，斜面由牙脊延伸至咬合面，單一軸向易清潔，不僅食物不易堆積，患者也可輕易的自理清潔

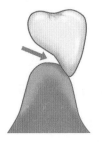
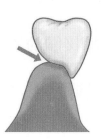

◎ 若是完全覆蓋會造成食物堆積，難以清理

　　許多技工所及醫師往往也不大重視這一塊，橋體做成馬鞍形，雖然型態很自然，患者不太有異物感，但橋體覆蓋無牙嵴，食物堆積卻無法清潔，日久致口腔易生異味，且易致牙齦發炎。如缺牙嵴吸收嚴重成低平狀，則橋體可作成錐形或子彈形，輕微接觸牙嵴，不但清潔自理方便，且食物不易存積。

◎當牙嵴過度吸收，橋體設計依容易清潔度可分為

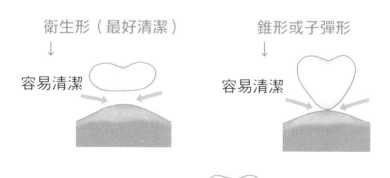

衛生形（最好清潔）
↓
容易清潔

錐形或子彈形
↓
容易清潔

不易清潔
馬鞍形（平淺覆蓋）→

　　說穿了，橋體的設計應以最方便患者清潔及最佳的承載力為優先考量，固定牙橋的使用年限才能長久。

　　缺牙嵴區域的變化是持續的，牙嵴因牙齒的存在而存在，喪失牙齒則會導致缺牙嵴的退行性吸收，即便做了固定牙橋也無法改變牙嵴持續吸收的現象。所以固定牙橋的使用年限本就有限制，女性較之男性更為明顯，因女性受荷爾蒙制約，停經後的症狀之一即為骨質疏鬆，如此也大大的增加缺牙嵴吸收的機會。

◎缺牙嵴的吸收，導致橋體及牙嵴的間隙變大

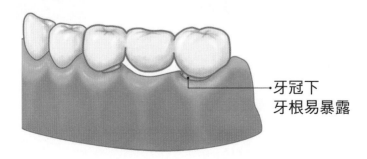

牙冠下
牙根易暴露

　　缺牙嵴的吸收，導致橋體及牙嵴的間隙變大，更造成食物堆積及清潔上的困難，且鄰近支柱牙的牙齦也隨缺牙嵴向下吸收而下降，導致牙冠邊緣下之牙齒暴露，更增清潔維護的困難。

　　許多患者往往在使用一段時間後，發現牙橋鬆動，經診察才知是支柱牙齲蝕導致。好在現今植牙流行，選擇植牙可保牙嵴不致吸收，也不必犧牲缺牙嵴鄰近的健康牙，倒不失為一個很好的選項。

　　但是往往患者在單一牙弓上僅存的牙齒有限，牙醫師卻圖個人方便，利用僅餘牙齒來製作全顎式長橋型牙橋，以有限的支持點來承擔全顎的咬合力，醫師一時的個人方便，卻加速終結殘餘牙齒的壽命及使用年限，真正得不償失。又如後牙嵴缺牙，不肖醫師會製作過長的懸臂式牙橋，而忽略支柱牙可能承受的咬合力，加速了前方支柱牙的過早喪失也是常見的例子。

　　綜合這些原因，出在患者及醫師雙方，對傳統活動假牙的錯誤認知及效果不如固定假牙的刻板印象所致，這些問題都將在有關活動假牙的章節中，我會做詳細的說明。

「樹脂固定式」牙橋

　　傳統稱之為「馬里蘭牙橋」，是以原生地而命名。傳統的固定假牙，須將缺牙嵴鄰近的支柱牙磨去部分，以提供牙冠所須的厚度及寬度，而又不至於改變牙齒本身既有的型態，也不會侵犯到舌頭的空間，大大減少異物感的產生。

　　但支柱牙一旦磨掉即是不歸路，有鑑於此，有人想到利用鄰近的支柱牙，做少量修磨以提供固定物的空間。

◎下顎雙翼金屬板與研磨後的牙面，酸蝕後用樹脂
　固定

金屬板

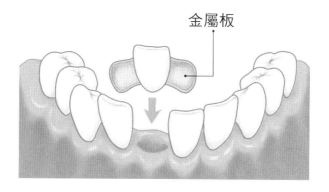

◎上顎雙翼金屬板與研磨後的牙面，酸蝕後用樹脂
　固定

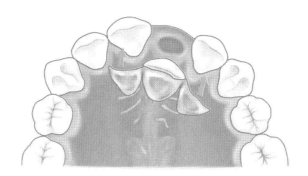

　　前牙大半在舌側，後牙則在舌側及鄰接面，再製作有雙翼的金屬板，中間製作出橋體，也就是喪失的牙齒形態，金屬板面與研磨後的牙面，再以酸蝕後用樹脂固定，做出固定假牙。

　　研磨牙齒的需要視當下的情況而定，如下顎前牙即無須修磨牙面，因為沒有咬合接觸的考量，上顎前牙之舌側，往往因下顎前牙與上顎門牙有接觸而須作少量適度之修磨，以提供金屬板的空間。基本上以牙冠琺瑯質的既有厚度，適度修磨 0.3-0.5 毫米的厚度即可提供金屬足夠的厚度需要。

　　最早的金屬板作成網狀式，利用樹脂做機械式固定，隨著金屬研發進步到可以酸蝕以及固定樹脂的改進，以較薄的厚度提供更大的抗張力，使得樹脂固定式假牙有一陣子大大流行，漸漸發展到後牙領域。後牙的適度研磨是為了提供側面更大的接觸面積，咬合面更可磨出支點槽，提供更佳的支撐

性，如此合併樹脂強度，藉以達到最佳效果。

樹脂固定式假牙的優點

為無須修磨鄰近支柱牙，尤其是頰面或唇面，大大減少顏色的差異導致的不美觀，其次不會造成支柱牙的破壞，花費也減少了許多。不但減少了醫生的工時，步驟的簡化，也減少了患者的不舒適，例如無須因為修磨牙齒而注射麻藥以減少患者痛苦，也減少了麻藥注射的風險。

樹脂固定式假牙的缺點

不過優點雖多，相對的也有一定的缺點，在早年的發展中，樹脂固定式假牙的平均使用年限在 5 年左右，患者往往在使用一段時間後，發現假牙兩邊的翅膀有一邊產生樹脂斷裂及鬆脫。

原因是早期樹脂的發展抗張力有限，隨著固定

樹脂的進步及推陳出新，使用年限也隨之增加，但鬆脫現象仍會發生，主要在於兩端的支柱牙為兩個獨立個體，每個牙齒都係由牙周膜及纖維懸吊於齒槽骨內。但是由於牙齒的受力度不會平均，造成兩側支柱牙上下前後移動程度不同，長久下來，受力大而移動多的牙齒，固定樹脂即容易斷裂鬆脫，一旦鬆脫後要再重新固定不但困難且失敗率會大大提高。

原因是固定的複合樹脂，基本上分為兩類，一類為流體樹脂，另類由許多小顆粒及流體樹脂混合的複合樹脂，目的為增加抗張力及強度。牙齒面及金屬面經過酸蝕會形成許多小孔洞如蜂窩狀，可以利用流體樹脂塗上以深入孔洞，牙齒及金屬間再以流體複合顆粒的樹脂做介面將兩者結合在一起而增加固定效果。

樹脂一旦斷裂再做二次固定，因先前流體樹脂
已佔據酸蝕空間，再次固定則效果必然不彰；裝置
這類固定假牙使用上應較為小心，不宜過度使用超
過其耐張力。

臨床上我看過數例患者，使用逾二十年的樹脂
牙橋仍然完整而健康。但現今已少見樹脂牙橋，原
因不外操作固定時須極小心，操作環境須完全乾
燥，醫師素養技術要能提供最大的接觸面積，失敗
後的再固定應是最大的困擾，患者使用上須極小
心，稍不注意鬆脫且延誤就醫會導致二度蛀牙等，
使得醫病雙方慢慢就不再使用這類設計。再者，如
今植牙盛行，獨立製作、建立牙齒而不傷及鄰近支
柱牙，使得這類樹脂固定式假牙的需求趨於冷落減

少。但我認為在經濟的考量及牙齒保存的正確觀念下，這類產品仍有一定的市場需求，也是患者的一個選項。

固定贋復的「瓷貼片」

　　是現今極流行的趨勢，愛美之心人皆有之，先天性的齒色不佳，或因後天的齲蝕填補而顏色不均，再加上抽菸、嚼檳榔、常喝咖啡、可樂等易導致色素沉澱，齒色改變，許多患者因此而尋求協助幫牙齒美白。

　　牙齒美白雖是立即有效的方法，但我並不贊同牙齒美白的醫療模式，簡單的說：

　　牙齒美白是利用強酸去除牙齒表面的色斑，對牙齒的表面琺瑯質會產生一定的傷害，造成牙齒表

面的不平滑，美白處理能維持的時間有限，往往一
年半載即須再去處理，不但所費不貲，且牙齒表面
會一再受到腐蝕的傷害，甚至對有些人會引起酸蝕
後的不適及過度敏感的反應。

我常勸患者：「別貪一時方便和效果，而忽略了
牙齒的健康，牙齒是要為我們服務一輩子的，豈能
不好好愛惜。」

瓷貼片在這些年大大的流行不是沒有原因的，
工時短，瓷貼片製作的進步，牙齒傷害少，也滿足
了大多數人愛美又省時的需求。瓷貼片大部分用於
前牙上下各六顆牙齒，即中央門齒，側門齒及犬
齒，是我們微笑及說話時最易露出的地方，其中又
以上顎前牙貼瓷的需求最多。

以現今瓷貼片的製作技術，牙醫師僅須修掉琺
瑯質表面 0.3-0.5 毫米厚度，切端可修掉多一些以增

加咬合強度，舌側的修磨以邊緣非下門齒咬合受力的位置為佳，如此可提供最大的覆蓋面積，並增加樹脂固定的效果。但同樣的要提醒讀者朋友，由於瓷貼片也是以樹脂固定，不過固定位置以琺瑯質層為佳，因琺瑯質可接受酸蝕，不會引發敏感，因此做瓷貼片自然牙無需做太多修磨。

若磨至象牙質（牙本質），牙齒變敏感外，牙表面的乾燥、酸蝕耐受不易，連樹脂的固定效果也相對降低，抗張力也有一定的限度，但謹慎操作，是一定可以大大提升使用壽命的。瓷貼片如同瓷牙冠一樣，都可將牙齒顏色改正到患者的需求，但以耐用度而言，牙冠的固定效果還是遠遠大於瓷貼片的。取捨之間，視個人的情況及條件再做決定，接受專業牙醫的建議是最為重要的以免後悔。

固定贗復嵌體的材質

有金屬及瓷兩類，論製作方式有窩洞嵌入式 (inlay)，或覆蓋嵌入式 (onlay or overlay)。這種贗復體的產生，最早是起因於患者的齲齒窩洞太大，傳統的填補材料不足以承擔如此大的咬合張力易造成牙齒破裂，填補物鬆動引發二度齲齒。

金屬材質的嵌體

嵌體如為金屬材質，先在齒模上製作蠟型、包埋鑄造一體成型，再以生理膠或樹脂固定在牙齒窩洞內，當然齒窩洞的研磨也有一定的講究，須磨成外張角，以免倒凹產生，減少嵌體與牙齒的密合，而降低固定效果，以恢復牙齒的正常型態而較沒有斷裂的風險。

◎ 磨成外張角

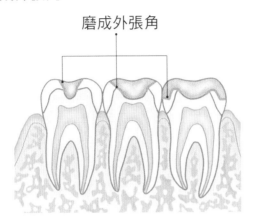

磨成外張角

嵌體材質為瓷體

就是現今流行的三 D 齒雕，在牙模上以電腦掃描後再雕刻切割瓷塊成型，固定於牙齒窩洞內。相較於金屬材質的嵌體，二者的差別僅為顏色的差異，瓷嵌體較受歡迎主要是因美觀符合需求所致。

如果有牙齒窩洞齒壁太單薄、窩洞太大、或根管治療後等情形，往往是嵌體失敗及鬆脫的最常見

原因。因太單薄的齒壁勢無法承受過大的側方力量而斷裂成崩折，因此製作嵌體時醫生須注意窩洞邊緣齒壁的強度。萬一太薄則需修磨過再製作覆蓋嵌入式嵌體，以恢復形狀及咬合高度。

當牙冠太短

另一個常會使用到嵌體的原因，是患者的牙冠太短，可能是先天牙冠長度不足，或後天過度使用，如嚼檳榔等因素導致牙齒過度磨耗。牙冠太短要製作固定牙冠，會因高度不足而致牙冠容易鬆脫，所以坊間往往牙醫師會建議患者做牙冠增長手術，目的是增加牙冠長度方便未來固定牙冠的製作。

許多患者往往視牙冠增長手術為畏途，然而在兩害相權取其輕的考量下，嵌體往往就是最佳的選擇了。這裡要提醒讀者朋友：如果窩洞的大小可以用傳統的填補材料，如銀汞合金或複合樹脂填補，

則可不必直接跳到嵌體或牙冠的製作。有醫德的牙醫師，會視患者的情況而做出最佳建議的，慎選牙醫師實是非常重要的。

◎骨頭高度改變牙齦也隨之改變

牙冠太短，未做牙冠增長手術，會因高度不足而致牙冠容易鬆脫↓

做完牙冠增長手術，增加牙冠長度方便固定牙冠的製作↓

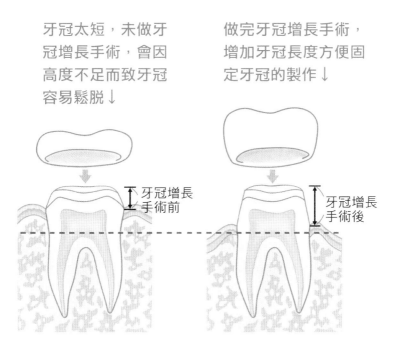

牙冠增長手術前

牙冠增長手術後

固定假牙與植牙的連結

固定假牙這件事，我認為有幾個重點是患者一定要知道的：在現今植牙流行的趨勢導引下，許多患者也慢慢能接受這方面的治療，但在經濟及本身條件的考量下，許多問題產生了，在經濟的考量下，有些患者僅能負擔有限的植牙費用，但卻希望醫師能夠將自然牙與植牙連結，做固定牙橋，有些患者是牙弓上只有某些位置能植牙，有些位置則條件不足，除非以補骨或其他方法如鼻竇增高術等，來達到植牙目的。

為了減少負擔及醫療風險，這類患者往往也有類似的期待，以為用真牙及植牙做固定牙橋是可行的。在此我要提醒的是：如此勢不可行！原因是：

真牙有牙周膜及纖維固定懸吊在齒槽骨內，受力時會有輕微的上下或左右的移動，這種移動可為牙周膜及齒槽骨吸收或緩解的。

　　植牙是人工牙根錨定在齒槽骨內，能承受強大的垂直咬合力，卻較不能承受側方力量的影響，所以如果將真牙及人工牙根做牙橋固定，真牙受力時的位移，長久下來勢必影響植牙植體的健康及穩定，易導致植牙體的過早失敗。

　　如果患者真有不得已非要如此需求，變通的方法是在真牙牙冠、植牙牙冠及橋體間，設計一種子母榫接扣的裝置，如此真牙的位移較不會影響到植牙體的健康，但製作上不但複雜且需要非常精準的角度方能使二者契合。

◎ 子母榫接扣的裝置設計

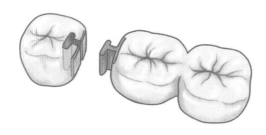

◎ 子母榫接扣作為植體與自然牙齒間的聯結

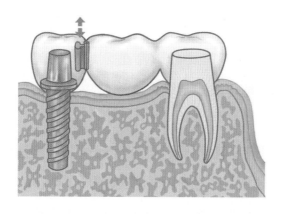

臨時牙橋或牙冠的製作有其必要性

臨時牙橋或牙冠的製作，是否有其必要性？在

臨床上屬見仁見智。站在專業立場，確實是有其絕對的必要性，且具有多重目的：

臨時性牙冠對研磨過的活體牙齒來說，可提供保護以避免溫差改變或食物酸鹼度刺激，而引發牙髓炎或過敏反應；維持牙齒的美觀與功能；保持牙齒研磨後的空間，否則鄰近牙或對咬牙，會在一段時間後，會有位置的改變。

牙醫師可藉由臨時牙橋或牙冠的製作來檢視：

● 牙齒研磨是否均勻。

● 軸向是否平行，以免牙冠牙橋無法置入。

● 保持牙齦下空間，以免造成未來取模空間不足及牙冠置入時對牙齦造成壓迫。

如果牙冠的邊緣留在牙齦之上，牙齒的根管治療已結束，後續的強化工作也完成，正式牙冠短時間可到位，暫時沒臨時牙冠是可接受的。總之，為了減少口腔內軟硬組織的變化，臨時性的牙冠、牙

橋製作，還是有必要性的。

　　我常說：「植牙固然有許多優點，但在醫生立場，植牙只是提供患者多一個選項，卻絕不是萬靈丹。」

　　如果患者連續幾顆牙齒都需要做固定假牙時，有醫師為求方便，往往將數個牙冠連在一起製作，此舉不可取，負責任認真的牙醫師，會獨立製作每一個牙冠，優點不外清潔方便，特別是牙縫間隙，且不會因其中某一個牙齒出了問題而須整排固定牙冠皆須拆除。

　　連接性的牙冠容易導致清潔困難，引發牙周炎等，不過分開製作獨立牙冠較為困難，因要保持鄰近牙齒間密切的接觸，避免牙縫有縫隙造成食物堆積，密合度以能容牙線通過的寬度為佳。其中某一顆牙齒出問題時也能單獨處理，而不致影響到其他牙齒，這才是正確的處置觀念。

第三章

活動假牙知多少

活動假牙不是夕陽工業

　　活動假牙，基本上可分為局部活動假牙及全口活動假牙。相較於固定假牙，或活動假牙是可由患者或他人，如醫護人員或看護等自行取下及戴上。活動假牙在受力時也會因支持組織的差異而有不同程度的位移，故而稱之為活動假牙。

　　在現今的社會上，大多數的患者對於這類假牙多半持排斥的態度，究其原因不外兩大類，其一為安裝或拿下活動假牙時，難免被當作開玩笑甚至取笑的對象，帶給患者的錯誤印象，認為佩戴活動假牙與「老朽昏庸」似為一體兩面，長久以來，令多數需要佩戴假牙的患者排斥。其次是口腔有異物感，及使用假牙

後有殘留食物堆積，讓人覺得不舒服。

活動假牙製作，複雜性遠超過固定假牙

　　活動假牙在口腔贋復中所扮演的角色，絕對不輸固定假牙，在某些情況下恐怕還是唯一的選擇，然而沒有經過專業訓練的牙醫師製作出來的活動假牙，常會令患者在配戴過程中痛苦不堪，經常回診修調假牙卻不見改善，久而久之患者視為畏途。加上國人通病「好為人醫」，每個人談起看牙經驗更是不勝枚舉，經由口耳相傳，必然令聽者心有戚戚，久而久之深根柢固的觀念會產生進而對活動假牙就會多所排斥了。

　　坦白說，自從植牙面世及技術之一再進步，流行已成趨勢，我在開課講授活動假牙時，常笑稱活動假牙已成夕陽工業，不論患者或牙醫師皆避之唯恐不及，更遑論要牙醫師在活動假牙的領域內力求進步。事實上以我四十年的行醫經驗，活動假牙為患者解決

問題的例子不勝枚舉，不僅贏得患者的信任與尊重，成就感才是最大的回饋了。

　　臨床上當患者缺牙需要製作假牙時，只要情況及條件許可，固定假牙常是當然的選擇。只是在許多情況下，固定假牙並不合適，局部活動假牙便成了選項之一。

局部活動假牙的優點

　　往往正好是固定假牙、或植牙的缺點或禁忌症，當患者的缺牙情形嚴重，譬如連續缺牙 2-3 顆以上，如果以傳統方法製作固定假牙，缺牙嵴兩側的支柱牙常須負擔極大的咬合力量，這情形有如建一座長橋，而其支柱只能建立在兩端，中間之橋體絕對無法承受重力，長久使用之結果不外乎橋體斷裂、或兩端支柱受傷及鬆動。同樣情形轉移到口腔內則結果也必然是相同的，但如果是製作局部活動假牙，藉由正確的設

計及製作，能將咬合力平均分布於較多的牙齒及無牙脊上，預後將會較為樂觀。

其次是若患者只剩下前牙，喪失後面的牙齒，如缺牙數目少尚可以懸臂式牙橋解決，缺牙數太多則只有活動假牙才能解決問題。許多讀者一定會有個疑問：後牙缺牙，植牙不就可解決了嗎？這涉及到許多問題：

第一、不可免俗的是經濟的考量，以植牙的費用負擔是相當驚人的。

第二、上顎後牙區植牙有一定的困難度及風險，因上顎有鼻竇的存在，位置及大小因人而異，年齡愈大鼻竇底部往往位置越低。加上牙脊吸收致植牙的空間往往不足，即便現今植牙技術進步，鼻竇增高術已非難事，但稍有閃失也會造成鼻竇穿孔，進而引發鼻竇炎，增加失敗風險。下顎牙脊過度吸收，也會因無牙脊高度不足而有傷及下顎神經管的機會，進而導致

顏面神經部分麻痺。

　　所以我會認為：

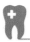

　　植牙並非不好，只是給患者多一個選項，但絕非唯一之選擇！對於急需假牙恢復進食的患者而言，植牙往往緩不濟急，局部活動假牙則可立刻回復功能，不像植牙是侵入手術，是有風險的。

　　會造成缺牙有許多的原因，除了外傷或其他因素如鼻咽癌放射治療而拔除牙齒外，大多數皆因為人為因素，如先天性牙周病、青年型糖尿病引發牙周病，或後天性口腔衛生太差、嚴重糖尿病、或癲癇用藥導致的牙周病等。除非病人能真正改善個人的口腔衛生習慣，遵循醫囑，從飲食及藥物上有效控制糖尿病。長期服用抗凝血劑、抗骨質疏鬆藥物的患者，都是不

適合植牙的對象，因為這些藥物會影響骨整合，或抑制骨頭再生的能力，所以局部活動假牙自然成為考量的首選。

當缺牙時間過久缺牙嵴產生嚴重吸收現象

在有牙齒的部位及鄰近的無牙區，可明顯觀察到二者間的落差及厚薄有別。如作傳統的固定假牙，則橋體部分雖牙齒型態恢復，但牙齦部分則無法改善，不但美觀不佳且於橋體下易因食物堆積致使衛生維護困難。如換成局部活動假牙，則牙床吸收的部分可以紅色的樹脂基底板來取代，不但在前牙對唇型有支撐，美觀上也反而較易為患者所接受。

若要植牙，為了恢復牙嵴寬度或厚度，這些年發展了許多新的技術如取骨、補骨等，即使未來成果很好，但患者所需承受的痛苦、等待及龐大的醫藥費，恐怕也是許多患者需要三思的。

　　當牙齒拔除後，往往需要一段時間的復原期，這包括骨頭的吸收及再生及牙齦的癒合，視未來要做的假牙需求可能從兩個月至半年不等，而這段空窗期，局部活動假牙可以以即時假牙（需事先製作，拔完牙即可置入）或止血後，取模製作的臨時假牙，來暫時取代原有的牙齒而恢復美觀及部分的咀嚼功能。

　　如果原先已是局部活動假牙患者，在殘留牙齒狀態不佳，須逐步拔除的過渡期，原有活動假牙可以用加牙，加固定鉤的方式，作為漸進式臨時假牙，可見局部活動假牙實有其一定的需求，在臨床上有它的重要性，患者因為錯誤的印象而排斥局部假牙，實在是大可不必。

局部活動假牙的缺點

　　固定假牙固定在患者的牙齒或植體上，除非製作粗糙草率，否則鮮少會有立即的不適及反應。活動假

牙則不然，不僅如固定假牙般需要精密的置作，設計上更具挑戰性，如何將力量平均分擔在殘留的牙齒及無牙崤上，是有極大的學問的，此處要強調的是，堅硬的金屬支架及樹脂基底板，壓迫在柔軟的無牙崤上時，常會造成患者有紅腫，壓痛點，潰瘍等產生，而這種反應往往是立即反應。

想想，我們多少都有經歷過口腔黏膜潰瘍的經驗，那種疼痛已令人難以忍受，如果還有活動假牙持續壓迫於其上，豈不令患者抓狂，非立即尋求解決不可。這令許多牙醫師往往沒有太多轉圜之空間，久而久之視為畏途，寧可捨棄局部活動假牙，更遑論在這方面力求精進了。

由於活動假牙是外加於患者本身的牙齒之外，會侵犯到患者舌頭既有的活動空間，所以初戴活動假牙的患者，異物感會很強烈，這也是令患者容易產生排斥心理的原因之一。其次活動假牙的製作需要有健康

的支柱牙提供固定的作用。但患者殘留的牙齒往往有各種不同的情形發生，舉例說也許支柱牙有一定程度的牙周病及搖動，但還不到須立即拔除的命運，但留之無益，以其無法支持假牙所傳導的強大咬合力，棄之可惜，讓活動假牙又少了個支撐點。

其次支柱牙上可能有各種不同的填補物，如樹脂或銀汞合金甚至嵌體等，甚至有牙冠已製作於其上面，這些都會妨礙到活動假牙支點的設計與置放。加上缺牙時間過久也常會造成對咬牙齒過度萌出，致使要做活動假牙的一側空間明顯不足，製作上非常困難，且缺牙時間過久常會造成缺牙崤鄰近的牙齒傾斜、位移等情形發生，致未來活動假牙製作時，排牙空間受到侵犯，排出來的假牙勢必美觀上大打折扣。

活動假牙在前牙區，真牙及假牙的接壤處，常會有三角形的空隙產生，這是由於牙齒本身具有上寬下窄的既有解剖型態，活動假牙為避免置入及取出時卡

到倒凹區域所以做成垂直面，兩者間即會產生空隙，影響到美觀是無可避免。活動假牙在受力過程中往往會有一定程度的位移，往往患者在進食過後會有食物殘屑堆積在假牙下方，造成患者不適，故使用活動假牙，飯後須做口腔及假牙雙方面的清潔，不只為減少不適，也避免二度齲齒的產生或牙周病變，而在外用食就會造成患者諸多不便。

　　由於活動假牙本身是不會有所變化，而患者本身因年齡，使用時間長短等會導致口腔內產生變化，其中又已無牙嵴的吸收為一不可逆且持續的過程，久而久之，活動假牙鬆動及食物殘屑堆積的情形會益加嚴重，除非密切注意及隨時補正如假牙墊底等，活動假牙的使用壽命相較於固定假牙而言，往往是較短的。

不適用活動假牙的患者

　　一個不能自理，口腔衛生維護不良的患者，如罹患帕金森氏症、阿茲海默症、中風後行動不便、嚴重糖尿病患者等皆不宜。少數老年性口乾症患者，易致二度蛀牙及黏膜受傷亦不太建議。除此之外一般患者皆無太大問題，只是適應期一般來說都較長，較不易很快進入情況，這是人人皆然，無可避免的過程了。

活動假牙也要精雕細琢

　　活動假牙的構造、材料及設計，是門很大的學問，只是自從植牙流行後，已逐步退出市場，不太受人重視，但我認為活動假牙的理論及教育才是根本，不可輕言忽略。

　　活動假牙基本上可分為五個部分，包括：

- 主要連接體，即活動假牙的整個支架體。
- 次要連接體，連結主要連接體與活動假牙的其他部分。
- 支點靠，在牙面上的支撐點，以承受傳導咬合力，並防止假牙基底板過度壓迫在牙嵴上。
- 固定鉤，固定假牙於支柱牙上。

●基底板（樹脂板）覆蓋於無牙嵴及其上的義齒。

主要連接體

主要連接體的材料，可以是預鑄的金屬板或樹脂板。金屬板的導熱活性，偶爾會令人不適；樹脂板因厚度較厚異物感強，取捨請多和專業牙醫師多討論。

設計用在上顎或下顎有極大的不同

上顎由於有上顎骨形成的穹頂，可提供很大的支撐面而可以有許多種不同的設計，如全顎板式、全顎板中央開窗式、窄幅條狀式、寬幅帶狀式、馬蹄狀式等，只要能提供足夠的支撐及抗張力皆可。因為在上顎穹頂處，較不易引起患者的不適及異物感，但偶有患者會抱怨金屬支架的導熱性高會引起過敏反應，一般而言還是普遍較易接受的。

唯一較會引起患者反應的，是上顎前方、鄰近牙

齒的部分有條嵴狀之隆突，這個構造本是提供舌頭在發音時定位形成不同空腔而產生音頻，這區域一旦被主連接體覆蓋，患者常會抱怨開始使用活動假牙時發音不清楚，好在只要經過一段時間的練習即可恢復正常，人的適應性常常是很驚人的。

　　下顎的主連接體設計就有限了，受限於舌頭的活動空間及口底的深淺、舌繫帶位置高低的影響，通常只有全覆蓋舌側板式及牙齦下舌側條狀式等設計。東方人口底一般較淺，所以舌側全覆蓋板式較為常用，假牙放於牙齒內側，不影響美觀，又可藉牙齒提供支撐，不會過度向下延伸影響舌頭的運動或傷及舌繫帶。但覆蓋式需要極為注意口腔衛生，因食物殘屑易存留在舌下腺唾液腺開口附近易引致牙結石的形成等，千萬不可等閒視之。

次要連接體

它的存在只是連結活動假牙各部分構造，需要有一定的強度，多半會將這部分設計放置於牙齒間牙縫內側，如此不會佔據太多口腔空間，也通常不會引起太多異物感。

支點靠

基本上是將假牙靠在支柱牙齒上的支點座上，以提供最大的支撐。前文曾提過支柱牙上的各種情況，如果假牙設計的支點位置，剛好有填補物如樹脂或銀汞合金，則要考慮變更位置，因填補物無法支撐，尤其是支點座是在牙齒上挖磨出空隙，以提供支點靠的置放，相對的填補物會變薄，受力時即易斷裂而致二度蛀牙。

嵌體亦然，如果是金屬牙冠，厚薄度不明時，貿

然磨出支點槽往往會破裂、穿孔，而引發齲齒。如是瓷牙冠，雖可磨出支點槽，但活動假牙在受力移動時，常會造成鄰近瓷面破裂崩解，除非有先見之明，在製作瓷牙冠時先預鑄出支點座方可保安全無虞。

　　由於需要在患者既有牙齒上磨出一定的支點座，常會引起患者的不適，而偏偏支撐力又是假牙成功不可或缺的條件，事先的溝通常是非常重要的。支點座的研磨有很大的學問，形狀及厚度有一定的需求，不可留有銳角在邊緣上，以免受力時斷裂，導致支點靠及支點座間形成空隙，久而久之引起二度蛀牙將不可免；所以支點座及支點靠彼此的密合是有絕對的必要性的。

　　支點座在前牙，可放在舌側的突起面，要磨出凹槽以利假牙掛置；在後牙，通常放在牙齒咬合面上的鄰接面，如能盡量的延伸在牙齒的中心點，則支持的效果愈好，在前牙支點的位置愈低，牙齒受力的重心也愈低，則影響支柱牙穩定的側方槓桿力量相對也愈少，如此可延長活動假牙的壽命及使用年限。

固定鉤

　　活動假牙不可缺的是牙鉤，目的為固定假牙在殘留的牙齒上，牙鉤的型態有許多種，須視支柱牙的位置及型態而有所選擇，活動假牙設計上也有因不同考量而有不同的需求。

　　通常牙鉤的設計，一半固定於牙齒弧面下倒凹區域的牙鉤，其基本需求係須有一定的彈性，如此在活動假牙置入時，固定鉤的尖端部分，能藉由彈性而通過支柱牙齒的凸面而進入倒凹區域，進入定位後即為

靜止被動狀態；但牙鉤在通過凸面時會對支柱牙產生一定的側方推擠力量，其作用猶如牙齒矯正的原理，輕而連續性的施力可造成牙齒逐步的位移。

為避免這種現象發生，在支柱牙上產生支持組織結構性的破壞，固定鉤的另一半往往需要有一個抗力臂，可以以牙鉤或金屬板等不同型式出現，目的為了固定牙鉤接觸牙齒產生側方力量時，有一個平衡或拮抗的設計，來中和這個側面張力，以減少支柱牙受到長久及持續的傷害，所以牙鉤的設計非常重要。

牙鉤的材料可以有許多選擇，大部分是預鑄式，與主連接體、次連接體、支點靠等藉金屬的鑄造而一體成型，但也有分開製作，如利用彈性較佳的鋼線在模型上，用特定工具彎出與支柱牙弧面相合的牙鉤，當然還有現在流行的矽膠類軟鉤，而金屬預鑄的材料從早期的鈷鉻合金（俗稱太空金屬），到 14K 的黃金，進步到現在常用的質輕且硬度高的鈦合金。

◎ 從側面看第一類牙鉤的設計

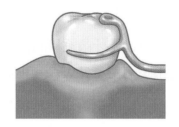

◎ 從上面看第一類牙鉤的設計

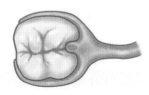

◎ 第二類牙鉤設計

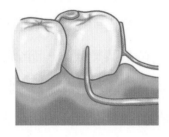

◎ 用於臨時假牙的矽膠類軟牙鉤

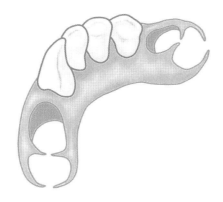

　　牙鉤製作在選擇上要看支柱牙的健康狀態，包括牙齒本體及牙周狀態，狀態好的牙齒當然可用到硬度高卻質輕的鈦金屬，因牙齒本身能承受較大的側方力量。如支撐牙齒本身條件不佳，譬如修補過，有牙冠於其上，牙根較短淺，牙周狀態僅稱尚可，則須選用彈性較好的材料來製作固定牙鉤以延長支柱牙的壽命。

假牙的基座、義齒

　　假牙的基座與義齒，為了與對咬的牙齒要能產生均衡的咬合，因此更是馬虎不得。

　　假牙的基座以預鑄的金屬支架為骨幹，外面包覆樹脂藉以支撐及固定其上的義齒，當然基座也可單純用樹脂或矽膠來製作，不過強度比較差。樹脂類顏色較穩定，矽膠類則壽命較短，且清潔不佳時，易滋生白色念珠菌等引發支持黏膜的發炎及感染，使用上應視情況做出選擇，臨時假牙類因需求時間短，矽膠無妨，若需長久使用，則金屬及樹脂的穩定性較佳、能維持較久。

　　這在今日植牙盛行，活動假牙乏人問津，不論是

牙醫師，甚至患者其實對這個領域都是一片空白，許多牙醫師也視製作活動假牙為畏途，除非萬不得已，草率行之、交差了事，結果必然不好。其實局部活動假牙的製作，只要能掌握到平衡，穩定及精密設計及製作，通常都能達到極佳之效果。

活動假牙設計的第一要素是「平衡」

◎ 單顎（上顎或下顎）牙弓，以中線為基準的兩側最好都能保有牙齒存在

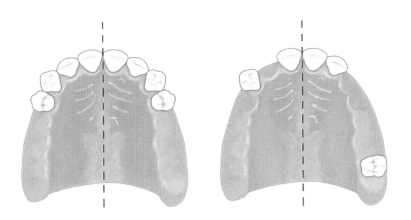

如此一來，支點靠才能有相對位置提供支持，如果今天患者的牙弓僅一側有牙齒存在，而另側則為全缺牙的狀態，製作出來的活動假牙支持點僅在有牙齒的一側，另一側則僅能由牙嵴的骨頭及黏膜支撐，則這顆假牙受力時左右上下擺動的情況必不可免。

如果有牙齒的一側，對咬的牙弓是沒有自然牙齒時，長期受力的結果，牙嵴會因缺牙及過度受力而致嚴重吸收，則對側支持活動假牙的牙齒會漸漸產生被動性萌出，而活動假牙無牙區部分，也因假牙基底板承受的咬合壓力過大而導致吸收。

這兩種情況相加下，活動假牙的基底座與下方的無牙嵴間產生的間隙愈來愈大，活動假牙在使用過程中承受的槓桿力量，常會導致支柱牙的受傷及過早喪失，所以為求活動假牙使用的效益延長，保存牙弓兩側既有的牙齒，方能提供平衡的支持及較佳的咬合。

支點座的位置選擇及數量

我們都知道兩點成一線，三點即可成為一個面，一個局部活動假牙如果只能有兩個支點，那便在牙弓的左右側皆有，假牙受力時會以這兩個支點形成的軸線前後擺動或搖動，如此不僅易致支柱牙受傷，無牙嵴的部分亦會導致吸收加快。如果加上第三個支點，三個點即可形成受力面，且第三個支點也可成為活動假牙受力區的對應抗力點，所以支點座的位置選擇，最好能在牙弓的三個對立角上，必能提供更佳的平衡與支持。

有病人會問：「那多設幾個支點好不好？」

答案其實是否定的。支點座的數量不必太多，三個恰恰好，再不濟也須有兩側的支點，中庸才是王道，過猶不及皆不可取。因個人的口腔形狀不同，支點設計會因人而異，但原則不變。

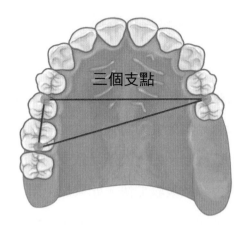

三個支點

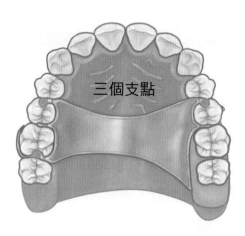

三個支點

活動假牙設計的第二要素是「固定」

　　主連接體、次連接體及支點靠等的密合度，都能提供有限的固定效果，真正能提供固位效果的還是靠固定鉤。但不僅是病患，甚至許多牙醫師都認為：「固定牙鉤越多越好，假牙才不會掉下來。」這個觀念其實是大錯特錯！

　　正確的觀念是在單一牙弓的兩側，各有一組固定鉤即綽綽有餘了。太多的固定鉤不但影響患者的置入及取出，尤其在取出的過程中，往往僅能先推開某兩個固定鉤，但在假牙被取出時，先移出的部分會導致尚未脫出的部分，像反方向位移，對其他支柱牙產生額外的側方力量。

　　大部分患者在配戴局部活動假牙一段時間後，往往習慣將活動假牙咬入，而非遵從醫囑依適當的角度戴入，如此對支柱牙產生不良的影響。我常常在臨床

上看到許多患者配戴設計不良的活動假牙，導致支柱牙開始搖動。

◎ 在單一牙弓兩側，各有一組固定鉤

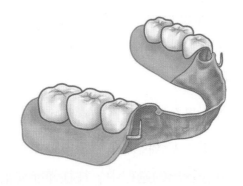

活動假牙設計的第三要素是「支持」

這與平衡密不可分，要強調的是支持面的大小。

以上顎而言，除了支點靠提供的支持外，主連接體的覆蓋面積愈大，則支持及力量傳導的效果也愈好。但過猶不及皆有利弊，露蓋面積大，露蓋面下的

黏膜會因長期配戴而得不到適度的物理刺激，如溫度、摩擦，時間久了黏膜會產生慢性發炎及充血的現象。

在缺牙部分的假牙基座，有不同的學理研究指出，所謂的「雪鞋原理」即是指受力面積愈大，則單位面積受力則相對減少。因此可以在缺牙崤的假牙基座設計上，在不影響周邊的組織運動下，宜儘量延伸，如此因單位面積在衡定的受力下，可承受較少的咬合力，連帶減緩下面支撐牙崤的吸收速度，這個原理在之後要介紹的全口活動假牙也是相同的。

局部活動假牙的另類設計

牙醫師應儘量保留患者牙齒，甚至是牙根，除了可避免齒槽骨因功能喪失而吸收外，更主要因為自然牙齒的牙周膜內有所謂的本體受納器可提供絕佳的保護。讀者朋友應該曾注意到，牙齒其實是感覺相當敏

銳的個體，舉凡咬到小的骨頭，堅硬異物如小石頭、
貝殼、芭樂子等等，都會立即反射避免對牙齒產生傷
害，這是一種自然保護機轉，每個人都具有的。

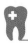

　　只要能保留住牙根，藉由完成根管治療的牙
根，裝上精密裝置如卡榫或磁鐵等，可提供活動假
牙固定的效果，也有牙周膜的自體反射保護功能，
這都是可以提升患者假牙的使用品質。

◎下顎活動假牙

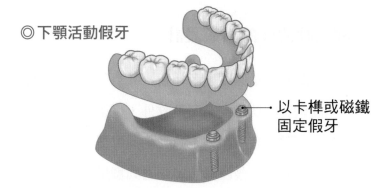

以卡榫或磁鐵
固定假牙

◎下顎活動牙假下的卡榫孔

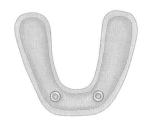

臨時假牙

又可稱為「過渡期臨時假牙」，或「即時假牙」，為了維持患者在牙齒拔除後的美觀及功能，牙醫師往往會為患者製作這類假牙。

由於需要使用的時間短，製作期也壓縮得極短，因此在美觀及精密度上要求不高，無非提供暫時的功能而已，製作較簡單，患者也不宜要求過高。在拔牙傷口癒合的過程中，避免外力的施加其上，是促進傷口癒合且避免骨頭過度吸收的不二法門。站在牙醫師的立場，除非因工作或個人素上有其特殊需求，否

則以長遠打算，忍一時不便當能有更好的預後效果。在臨床上，臨時假牙還能提供牙齒拔除後的空間維持，避免殘留牙齒位移等另類效果。

活動假牙的固定方式

除了傳統的固定牙鉤外，活動假牙的固定方式還有許多不同的設計，例如利用卡榫磁鐵，甚至隱蔽式子母溝槽等精密裝置來取代傳統的牙鉤。只是臨床上使用並不普遍，原因有許多，例如要考慮無牙嵴與對咬牙齒的空間是否夠容納這類裝置，否則勉強為之，剩下的假牙空間不足而往往在使用過程中假牙易由該處斷裂。

這些裝置往往製作困難，需要非常專業的技師製作且費用頗高，一旦損壞維修困難，這也是由於使用者少，市場小，廠商進貨量少，往往須更換零件卻不可得，不是早已停止進口，就是零件停產，接手醫師

意願也不高，且使用這類特殊設計的假牙，在裝戴上
需要較複雜的技巧，對於老年人或慢性病患者，如帕
金森氏患者或阿茲海默患者等無法自理的病人而言，
無法靈活的控制肢端運動，終將使這類假牙逐漸沒落。

活動假牙的材質

　　以局部活動假牙的金屬支架而言，基本上可分為
金合金，鈷鉻合金及鈦合金等。

金合金

　　柔軟度高，彈性好，延展性強，但也因此體積需
較為粗大或厚重以免變形，費用頗高，早年較為普
通，現在臨床上則已不復見了。

鈷鉻合金及鈦合金

　　鈷鉻合金硬度高，不易變形，但調整困難，但以

價格較為親民，臨床上使用算是最為普遍的；鈦合金質地輕巧，硬度更高，是較好的假牙支架材料；惟費用亦不便宜，臨床上當視患者的能力及需求再作取捨。

基底板的材質

基本上以樹脂為主，傳統的樹脂，顏色單調，不自然，且穩定性差，用久了易致變色，變性，現在的樹脂不僅硬度、穩定性，持久性更佳，顏色也更接近口腔黏膜的顏色，加上類似血絲的纖維以求逼真，顏色更可因人種、膚色而客製化，只需患者妥善維護，活動假牙往往能使用多年而歷久彌新。

基底板上義齒的材質

基本上可分為陶瓷及樹脂兩種，這也是一般患者較感興趣的部分。

陶瓷類的義齒

色澤美觀、耐久、硬度高，但臨床上調整起來較困難，因為不容易修磨，且陶瓷義齒與樹脂基底板間沒有化學的結合，固定方式是來自於機械式的固定，也就是陶瓷前牙內側有金屬釘，後牙則在底面為預留孔槽以利基底板的樹脂流入包埋而加以固定。

陶瓷類義齒如果所對應的牙齒為金屬冠或瓷冠等最佳，因硬度及耐磨度相當而不易磨耗，但也因硬度高在保養時須小心，以免失手摔落會致陶瓷齒體碎裂或與樹脂板分離。最讓醫師困擾的是缺牙嵴上方空間不足時，陶瓷類義齒將無法置入，所以陶瓷類義齒早已停產，使用者寡，市場需求少以致式微，否則該類義齒還是挺美觀、耐久的。

樹脂類義齒

最為普遍，不但能與樹脂基底板有化學結合的能力，硬度較低，調整修磨也相對輕鬆許多。早年的樹

脂型義齒，硬度不高，極易磨損，患者在使用一段時間後，活動假牙上面的義齒被磨耗變短了，口腔正常高度喪失了，連帶的患者的臉型也產生了明顯的變化。

　　現在樹脂義齒的研發還是有長足的進步，不僅顏色的穩定度增加，硬度更是提高許多，外面坊間流行所稱的塑鋼牙，其實即是強化的樹脂及玻璃纖維的成品，很明顯地在硬度及耐磨度上大大提升，也讓患者在習慣局部活動假牙後還可以長期使用。這類義齒在調整及修復方面簡單許多而更為普遍使用。

　　不論是陶瓷類、樹脂類義齒，其在解剖型態上還能有許多選擇，比如標準型與真牙型態相近，半標準型其解剖型態為較淺較不明顯，及非標準型的零度義齒。這些選擇是為方便牙醫師能利用不同型態義齒的組合，來建構一個平衡的咬合面以達到最佳的咬合效果。患者也不要因為牙齒型態不如預期而大驚小怪，專業的牙醫師是會有所取捨以達最佳效果，患者只須

盡力配合即可。

　　局部活動假牙的成敗，牙醫師的責任佔極大的比重，專業的素養，小心謹慎的製作，方能達到最佳效果。例如一般牙醫師如基本觀念不正確，惟恐假牙鬆脫，一味增加牙鉤，卻忽略了支持及平衡才是最重要的部分，錯誤設計導致的後果，使患者剩餘牙齒有如骨牌效應般逐個喪失，為此需一再的跑診所調整，甚至製作新假牙而情況卻越來越糟。在醫生的立場會告知活動假牙如慢性拔牙器之不宜卻不知問題出在自身，患者亦對假牙失去信心，久而久之醫病雙方都會棄活動假牙而另尋他途，這也是如今植牙可如此快速流行的原因了吧！

全口活動假牙

　　當患者口腔內完全沒有牙齒，或齒根存在而需作全口重建，以恢復美觀及功能則需做全口活動假牙。

臨床上只要醫生的能力所及，儘量保存住患者的自然牙是不變的大原則，局部活動假牙往往有鄰近的牙齒可作為參考，製作上還較為簡單，全口活動假牙則就困難多了。

醫生要面對的是如何重建患者因缺牙而變形的外觀？何種標準重建正確的咬合高度？如何建立正確的上下顎咬合關係？如何印模使假牙能固定於無牙脊上而不會鬆脫？如何放置義齒於正確的位置，而不影響口腔內外組織如頰肉及舌頭的運動，不會產生干擾以及配戴後的注意事項等。這是一個由無到有的過程，在牙醫系的教育中是一個涵蓋一學期的重要學科，這需要扎實的理論基礎及不斷的實地操作練習方能為患者提供最佳的治療效果。

沒有牙齒了，假牙如何固定在口腔內

沒有牙齒了，假牙怎麼固定在口腔內？咀嚼食物

會掉下來嗎？吃東西時咬得動嗎？臉型會改變嗎？

　　製作全口活動假牙的成敗，首先要談的是患者個人意願及動機，在專業的立場我們稱為 Motivation，只要情況許可，大多數患者寧可接受固定假牙也不願戴活動假牙，全口活動假牙的患者由於沒有太多的選擇，除非怕難，怕吃苦，怕痛，否則大多數會選擇學習使用及慢慢適應。

　　臨床上根據科學家的研究，可把患者的人格特質略分為四大類：

- 理智型患者（Philosophical），最好的病患為理智型，能溝通，肯合作，成功機率最大。

- 神經質型患者 (Hysterical)，對人對事充滿了不信任與疑問，寧信朋友之謬論 (中國人好為人醫實不可取) 而不信醫師的忠告，且遇事猶豫不決，不易相處，除非身邊有人事先加以溝通，否則成功比例不高。

● 極端型患者（Exact），個性較衝動，愛憎分明，
　表現強烈，認定你是好醫生時是最好最合作的
　病人，反過來時醫生者就要倒楣了。善加處理
　這類醫病關係當能獲致極大的成功。

● 無所謂型患者（Indifferent），無所謂型的病人
　最難處哩，因其個人的意願不高，配合度就低，
　他之所以會來牙科診所求診，往往是因應親友家
　人的要求所致，所以他們對於活動假牙之接受意
　願低，態度冷漠，一副事不關己，勉強之餘往往
　會令盡心製作假牙的醫師為之氣結，且往往稍有
　挫折及不順就放棄，對於這類患者，實可不必浪
　費太多時間，成功比例也不高。

　唯有強烈企圖心與意願的患者，才會忍耐戴上活
動假牙初期的不便與不適，充分配合牙醫師的指令與
合作，方能使假牙的製作成功。

　全口假牙的製作是一個從無到有的複雜過程，除

非患者在缺牙前已留下許多參考資料，如患者顏面的高度，外型，牙齒原有的型態及顏色，否則面對一個完全沒有牙齒的患者，沒有完整的學理基礎，臨床訓練及經驗，一個牙醫師是很難製作出令患者滿意的全口假牙的。

　　全口假牙製作的步驟流程，從拔牙前的評估，手術的處理，包括拔牙及牙嵴的整形等，透過精密印模，達成密合及最大延伸面積，上下顎間關係的建立（垂直高度及前後左右的關係），咬合器的固定及角度調整，義齒選擇及排列，全口活動假牙的試戴，到最後的製作完成，以及對患者的完整醫囑的了解，包括追蹤調整及清潔維護等等。讀者朋友大概可以了解全口活動假牙的製作，須有非常專業的醫師來執行，否則往往是失敗收場。

全口假牙的製作

　　術前評估，包括了殘餘牙齒的拔除，口內多餘的軟、硬組織移除，以減少未來全口假牙裝戴時的困擾，拔除的殘餘牙齒，通常牙醫會保留下來，作為未來義齒選擇的參考，尤以門牙至為重要，可提供顏色及型態的參考及選擇。

拔牙前的資料收集

　　包括原有的臉型、高度，嘴唇外形等，皆可以照相作為記錄，方便未來製作假牙的參考。有經驗的牙醫師會考慮到這些細節，而無經驗牙醫往往疏忽這些細節，導致未來製作時僅能隨機選取，效果常不能令

患者滿意。

如果拔牙前患者上下顎牙齒，仍有對應關係而沒有高度喪失前，可藉臉部外形的測量，如眼角外眥到嘴角的長度，理論上與鼻底到下顎的距離應相等，上下顎唇繫帶間的距離測量等，皆可作為未來製作的參考而不致產生過大的偏差及失誤。

術前評估的另一個重點是去除不必要的軟硬組織，以牙嵴而言，已拔除一段時間的牙嵴往往低平及光滑，而有牙齒存在的部位則往往較豐隆且突出，在有經驗的牙醫師手中，往往會將拔牙及牙嵴整形手術合併執行，目的不外減少患者疼痛時間，也降低打麻藥及重複手術易增加感染的風險。

缺牙太久的部位往往因牙嵴過度吸收而致有一些鬆弛的軟組織，需謹慎評估做保留或移除的選擇。有部分患者在上顎正中，或下顎舌側兩邊的牙嵴，會有骨疣的異常增生，由於這些部位的黏膜都較薄及脆

弱，不宜承受過多的壓力，往往會建議患者在全口假牙製作前先做手術移除。

如果患者的唇、頰繫帶位置太低，也建議藉手術來改變位置，諸如此類的製作前手術準備，皆是為提供未來製作活動假牙最佳的口腔環境。臨床上常看到夠專業的牙醫製作出來的全口假牙鮮少有問題，而草率及專業不足的牙醫製作出的全口假牙，患者則須頻頻回診，因疼痛、不舒適是最常見且難以忍受，最終不是無法使用，就是醫療糾紛頻傳。

手術治療後的休息及恢復期

最重要的一點是拔牙及手術治療後，患者須有一段的休息及恢復期，臨床上平均 2-3 個月最佳，因軟組織部分已癒合完成，此時才可開始製作全口假牙。

在等候復原的這段期間，患者須有一些面對不便的心理準備，包括外觀及進食，許多患者常會問及沒

有正式活動假牙之前，可有臨時的替代品，以我多年的經驗，在復原的過程中，最好不要有太多的外力施加在傷口上，否則不僅延後癒合，且加速骨嵴的過早吸收，臨時製作的假牙豈能期待功效，至多只是提供一點美觀，方便患者外出與人相處不至於太過難看而已。花這些額外費用而導致負面效果，我認為太不值，寧忍一時不便而不貪圖躁進，往往未來效果更好。

　　至於進食，由於沒有牙齒，患者僅能以流質食物為主，即使再過難吃，還是要多所忍耐，我就曾觀察到許多患者在牙齒不好時，往往草率進食，致腸胃功能不佳，但在術後因進食流質食物，反而更易消化，腸胃機能也能得到適度的休養及恢復，一舉兩得，何樂而不為呢？

印模是將無牙嵴形狀完整印出
以達到未來假牙的固位效果

　　有患者會問：「沒有牙齒了，活動假牙如何固定
而不會掉下來或脫離牙床？」

　　全口假牙的固定效果，是藉由假牙的基底板與牙
床的緊密貼合而吸附於牙床上，原理如同兩塊平滑的
玻璃板，原來是很容易分開，如中間滴上幾滴水，玻
璃板貼合時，水分子會向四周延伸而將空氣排除形成
負壓，大氣壓力即可使兩塊玻璃板緊密結合而不致分
離，全口假牙的原理即在於此。

　　印模使基底板與牙床間猶如兩塊曲面但密合的玻
璃板，而介面物質則是由黏膜分泌的唾液取代水滴，
即可達到緻密的吸附效果，所以許多患者的擔心往往
是多餘而不必要的。上下顎的全口活動假牙，是有些
固位的差別，以上顎為例，因上顎有穹頂的大面積可

接觸及覆蓋，加上上顎的黏膜有許多唾液腺會分泌唾液，所以上顎的固位效果往往很好，除非患者的牙嵴因過度吸收而低平才會降低其固位效果，否則一般患者鮮少會有這類問題。

下顎全口假牙其覆蓋面積有限，僅及於無牙嵴部份，加上舌頭在附近的運動，以及唾液的大量分泌，舌下腺的開口在下顎活動假牙的舌側，因對異物感反射，下顎全口假牙的固位效果往往較差，製作上較之上顎困難許多，患者在學習使用上也需要更多的時間。如果牙嵴過度吸收，固位效果就更不好了，這在女性尤為常見，但還好有方法克服。

印模步驟分為初始印模及最終的精緻印模。

初始印模先取得口腔狀態的上下顎研究模型，在研究模型上製作出個人印模托，之後在患者口中做功能性的精緻印模。除了針對黏膜厚薄度不同而做適度

的印壓以外，最重要的是能印出未來假牙基底板所能延伸的最大範圍，這就是我們前面曾經提過的雪鞋原理，在不受肌肉、繫帶、舌頰側的運動干擾下，做最大程度的覆蓋延伸，以期在恆定的咬合力量下，單位面積可承受較少的壓力而減少牙嵴的過早吸收。

精緻印模的邊緣密合度，是當口腔在做各種運動時，空氣不致跑進基底板下的支持組織間，而達到最佳的密合度及吸附性。而事實上良好的密合度也可給患者更大的信心及對未來成品的期待。

上下顎關係的建立

其實是三度空間的關係，拔牙前的資料很有幫助；但如果沒有這些資料，也不是問題。專業的牙醫師會藉由患者的臉型及解剖特徵，找出正確的咬合高度，上下顎是對等的，唯有在正確的咬合高度，患者不但能發出正確的齒擦音，也能產生最適當的咬合力

量，不正確的高度，會導致臉型明顯變化，如太高則臉型過長，太低則嘴型變扁等，發音也會變化及扭曲，更重要的是不正確的咬合高度，會導致支持組織的發炎，假牙的不穩定及最常見的顳顎關節病變。

　　建立正確的咬合高度，才能進一步建立上下顎間的咬合關係，包括前後的關係及側方運動的平衡關係。如果過高的咬合高度，常會使假牙的支持組織長期處於過度受壓力而致黏膜紅腫發炎，舌頭不易及於上顎，導致吞嚥產生困難，高度不足，舌頭活動空間受限，以至於下顎活動假牙易被推擠，導致固位效果變差。高度不足也會導致口角下垂、臉型改變，且因口水堆積致使口角發炎，高度不足也易導致下顎前突，產生咬合關係改變。林林總總在說明咬合的關係建立的重要性。

咬合關係的轉移

　　這是非常重要、但也常易發生誤差的步驟，以致許多牙醫師常會省略該步驟或改簡化的方式處理。

　　當上下顎要分開時，運動的部分只有下顎，而下顎在張口的過程中，其關節頭並不是只在顎關節內做旋轉的動作而已，由於上顎固定於顱底不會有任何變化，讀者如以雙手手指按壓臉頰兩側的關節部位，會感覺到張口時下顎關節頭部有向前移動的感覺。

　　事實上，下顎關節頭在張口過程中是向前向下移動的，而非僅在關節窩做單純的軸向轉動。因為每個人的組織結構不盡相同，下顎關節頭運行軌跡的角度，也因人而異，此外下顎在咀嚼研磨食物時，可做的側方運動也因每個人關節窩的形狀不同而有不同的角度。

　　為了取得患者正確的關節運動角度，負責的牙醫師會利用「面弓」的裝置，將我們的上下顎關係轉移到可調節式的咬合器上加以固定，再以下顎前突及側方運動，與上顎取得的咬合印記，作為咬合器關節角度調整的參考。如此可將患者的運動模式

◎ 靜止狀態下正常的上下顎咬合

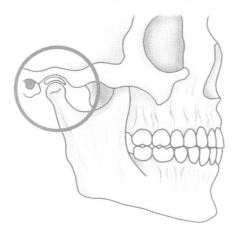

◎下顎關節頭在口腔微張只有轉動沒有移位

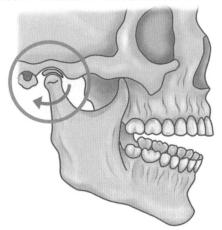

◎下顎關節在口腔全開關節頭會向下向前移位

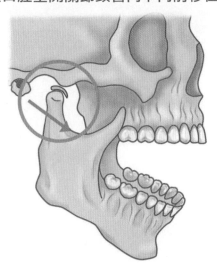

資料完整的複製到咬合器上，方便未來義齒排列的正確性。

　　由於咬合關係建立及轉移的步驟繁瑣，加上易生誤差，以致許多牙醫師習於用簡單型咬合器來排牙，製作完成再在患者口內做調整，但如此為之往往易產生咬合不平衡，或咬合高度不足，而致失敗收場，或患者須忍耐一個製作不良的活動假牙而苦不堪言。

義齒的選擇

　　以前牙為例，為了方便牙醫師做選擇，義齒製造公司研發了一套系統，將人的臉型粗分為橢圓形、長方形、尖形（還分為上尖或下尖）的基本形狀組合，再建議不同的臉型選擇相同形狀的牙齒，但事實上科學研究發現人的臉形與牙齒形態並無直接相關性，我就常見許多身強體健的男性卻有一口小牙；而嬌小的女性卻是大而且方，人生百種，個個不同，廠商的建

議只為方便牙醫師便宜行事，可以作為參考，但不是絕對的定律。

能保留拔下的前牙往往是最佳的參考，否則利用人的臉部特徵如鼻翼的寬度，人中的長短，或是性別、膚色，甚至牙齦的顏色等，都可提供一定的資訊讓牙醫師做選擇時的參考。除了寬度的取捨，長度也可以要求病人微笑，取得牙齦線的高度來決定，牙齒的長寬比最美的比例為三比二，亦即所謂的黃金比例，但隨著年齡增加及使用方式，牙齒的磨耗及表面的變化都會使比例產生變化。

很多人都希望有一口潔白整齊的牙齒，卻忽略了歲月留下的痕跡，牙醫師為了迎合病人所做出的假牙，常常令人覺得不妥，如七八十齒的老婦笑起來一口二十歲少女的白牙，如此的不協調又豈有美感可言？我認為合適的義齒選擇，外形、顏色，應符合患者當時的生理年齡，唯有自然才能達到最佳的美觀需

求，違反自然殊不可取，醫病雙方皆應有所協調，配合方能達雙方滿意的結果。如果牙醫師太忙，委由技師排列義齒，牙醫師應有定見、有指示，必須慎選技師，否則他們多半照本宣科，不論患者是男女老少，笑起來假牙果然很假，沒有個人的差異性，這就是牙醫師的專業不夠認真。

然而在後牙的選擇上，也能有許多變化，型態上有標準的解剖型態，半解剖型態及僅具淺溝槽的零度非解剖型態三大類，臨床上則視患者的組織現況，如牙嵴的寬窄高低而有不同的組合可做選擇。通常牙嵴越差的，較建議選擇解剖型態較不明顯的如半解剖型態或零度牙等，目的如同老人常見其牙齒，因長期使用過度磨耗而變得較平坦，在全口活動假牙病人身上，選用這類義齒無非為減少下顎在做側方運動時，產生過度的干擾而影響活動假牙的平衡及穩定，取捨之間，專業的牙醫師必然有所定見而做出最佳選擇。

後牙的型態選擇

◎義齒的標準解剖型態

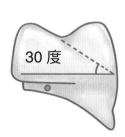

30 度

◎半解剖型態

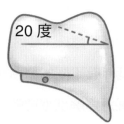

20 度

◎零度牙

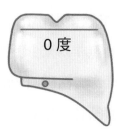

0 度

義齒排列以平衡咬合為主

有自然牙齒的讀者朋友，如果做個下顎前突運動，使上下門齒牙尖對牙尖時，會發現後面自然牙都沒有接觸到。

由於自然齒是每顆都獨立於齒槽骨內，而上下顎全口活動假牙就像兩個大牙齒，當患者做下顎前突運動時，如果只有前方門齒的接觸，則後方無接觸的懸空部分則會因槓桿作用而鬆脫或移位，為了避免這種情形的發生，科學家研究出：將後方的義齒排列成弧形，而非一般人心目中所認知的平面。

弧形的深淺度則視每個人關節角度而有所不同，這就是我提到咬合器調整後，以接近患者生理構造的必要性，如此排列出的義齒咬合面，不論下顎前後移動或側方運動，假牙的前後方都能同時接觸，這就是我們所追求的平衡咬合，可帶給患者使用上莫大的平

順及信心。同樣的在發音的過程中，下顎的運動也能
與上顎達到平衡，假牙的穩定度能提供患者發音的正
確性及清晰度。

假牙的基底板

假牙基底板是我們常見的紅色樹脂板，基底板的
主要目的是將排列好的義齒緊密附著在無牙崎上，基
本上可分為兩個面，一個是組織面，即與無牙崎密合
吸附的面，基本要求要光滑而不致磨傷無牙崎的黏膜
上皮，適度的延伸以達最佳支持效果，不因口腔肌肉
運動而影響穩定度，當然最主要的為紮實的密合度，
以達到最好的吸附效果。

拋光面是基底板外側與頰肉、舌頭的接觸面，不
僅需要拋光平整至光滑表面，形態也有極大的講究，
因為假牙基底板邊緣延伸及置放的位置係在無牙崎與
口腔內黏膜及肌肉覆蓋面中間的空隙，臨床上稱之為

「前庭區」，原本為一潛在的空間，當有牙齒存在時，牙嵴與口腔內肌肉及黏膜是以靜態的接觸狀態共存，當牙齒牙嵴拔除，吸收，此一潛在的空間即可為我使用，便可將假牙的基底板延伸至前庭區域內達到假牙固定的效果。

假牙基底板外形的重要性，首先在於厚度

因為假牙戴上後，不只影響口腔肌肉的運作，在前牙區，尤其容易造成唇形甚至臉型的改變，這也是臨床上許多牙醫師製作出來的假牙，常會被病患嫌棄甚至退件的原因所在。

而假牙的基底板外型，應該是弧形內凹的狀態，在上顎的後方，在下顎前突時，下顎骨的冠狀突不會在前移運動時受到基底板的干擾，而下顎基底板內凹的目的，是為了讓頰側的肉墊及舌頭能貼合覆壓於基底板上，增加穩定度。

基底板的質料

一般為傳統的樹脂板，從早年的單一色系進步到高度強化的樹脂板，不僅其強度大大提升，顏色亦有多樣性選擇，甚至還有血絲般的纖維調合在內，現在更有所謂的內、外有別的染色技術，力求逼真令患者更樂於接受。

傳統樹脂板

傳統的煮製塑化完成是非常講究的，因樹脂在煮製過程中熱脹冷縮比例很大，所以需有精密的銅製包埋盒，包埋假牙後再經高溫去蠟，擠壓樹脂排氣，至包埋盒固定，再經長時間煮製樹脂完成。

有些齒模製造技師為求速效，往往省略步驟，如短時高溫煮製，結果不但完成的假牙容易變形，顏色分配不均，表面塑化不全，致有白點產生，甚至有許

多氣泡浮於表面，無論如何拋光都無法達到需求。而
且因表面塑化不全，色素及食物殘屑累積於其上，更
使得假牙易提早陣亡。反之敬業的牙技師就會遵照指
示書的說明，按步就班的完成，結果自然是患者也極
為滿意。正由於傳統的樹脂板活動假牙製作上許多講
究及要求，加上植牙的流行，使得許多牙醫師漸漸捨
棄不用。

矽膠類（軟床式）假牙

既然傳統的樹脂板活動假牙市場萎縮了，牙材製
造商也應時推出了另類活動假牙──矽膠類假牙，即
一般坊間俗稱的「軟床式」假牙。矽膠製成的軟床式
假牙，本身具有一定的彈性，較不易因硬度而傷及柔
軟的牙齦組織，沒有金屬的鉤子所導致的不美觀，而
以矽膠做固定牙鉤不僅美觀且固定效果不差，為一般
牙醫師與患者樂於使用。

但在我看來，這類假牙只能當作臨時假牙，不宜長久使用：

最重要的一點為：沒有支點靠的存在！

矽膠太軟，支撐力不足，所以咬合的力量皆由假牙下方的無牙嵴概括承受，長期使用，則無牙嵴的吸收是很驚人且不可逆的。

矽膠類假牙與傳統的樹脂是完全不同的屬性，要製作義齒於矽膠板上，義齒需先加工鑿洞方能固定其上，如無牙嵴過度吸收，則傳統的墊底樹脂亦無法使用，兩者完全無法結合。也很重要的是，矽膠型假牙組織結構鬆散，顯微鏡下可見其孔隙頗大，因此這類材料才有較佳的彈性，但矽膠類假牙長久使用不僅易變色，易滋生白色念珠菌，繼而產生口腔黏膜發炎及病變。

　　許多患者在初使用軟床式假牙時，覺得方便舒適又美觀，但很快就會發現問題，例如咀嚼無力、假牙易鬆動、無牙嵴吸收、變形等。我在此特別要強調：這類假牙僅提供一時之用，莫貪一時方便而致不可避免的後果，依循正道製作的假牙方為正選是無庸置疑的。

單顎全口活動假牙

　　是臨床上很常見的，顧名思義，全口活動假牙僅發生於單顎如上顎或下顎，而其對應的牙齒，有可能是自然牙齒、固定牙橋、局部活動假牙，甚至是既有的全口活動假牙。

上顎全口活動假牙

　　上顎完全沒有自己原有的牙齒，因而需製作全口

的假牙，在臨床上這是極為理想的狀態，所對應的下顎牙齒型態，有諸多不同的組合，重點是上顎全口活動假牙由於覆蓋穹頂的整個面積及牙嵴，而能承受較大的咬合力，所以無論對咬的牙齒形態如何，基本上預後情況是最好的。

唯一要考慮及慎重處理的，是對咬的牙齒無論是何種型態，咬合平面都應先恢復到理想狀態，因為如果一個患者牙齒，會壞到上顎牙齒無一可以留存，則他下顎的牙齒狀態應該也好不到哪裡。

缺牙的先後次序，都會引起對咬牙齒位置的改變，如過度萌出至對咬缺牙處，如何將對咬牙齒回復到患者應有的高度，要看牙醫師的學養及與患者溝通的技巧。

　　譬如研磨過度延伸的牙齒，或做牙冠、牙橋，以改變現有牙齒的高度，局部活動假牙的重新處理如更換過度磨耗的義齒，基底板的再墊底代償吸收的空間，評估對咬既有的全口活動假牙，是否堪用，還是須同時上下顎重新製作？都是影響未來上顎全口活動假牙成敗的重要因素。

　　除此，還要考量除對咬牙的位置外，即是對咬牙齒的屬性，如果對咬的牙齒是以牙冠或牙橋或嵌體的形式存在，不論是金屬，尤其是瓷牙冠，其磨耗力遠勝過人造義齒，在遇到這類狀態時，製作上顎全口假牙，義齒的選擇就格外重要。

　　如選用超硬的塑鋼牙，瓷牙，或有金屬咬面的義齒，甚至在完成的上顎全口義齒咬合面上，用銀汞合金作窩洞填補的二次施工，都可減緩上顎全口活動假牙的磨耗而延長使用年限。

　　這些是一般人都不了解，以致一副好的活動假牙

沒使用幾年，就須重新製作，殊不知事先預防是有其一定功效的。在上顎全口活動假牙中有一種情況，預後狀態就較差了，這類患者口中只剩下顎前牙，後牙則已拔除，即便好好製作的一副上顎活動假牙，合併下顎遠心局部活動假牙，由於下顎前牙過大的咬合力都集中於上顎全口假牙的前端內側，導致上顎前方無牙嵴會提早過度吸收，如此導致上顎全口活動假牙因槓桿作用，而改變了咬合平面由原來的水平而變成前高後低，下顎門齒因阻力變小，會過度萌出而導致這種槓桿作用更明顯。

◎如果只剩下顎前牙，後牙則已拔除，就需製作遠
　心局部活動假牙

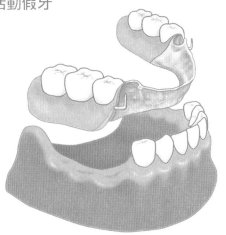

上顎全口假牙與下顎遠心假牙的後遺症

　　由於下顎前牙的過度萌出，及後無牙崎漸進式吸
收，使得下顎局部活動假牙呈現懸臂式甚至蹺蹺板的
現象，長久下來，惡性循環導致患者牙崎嚴重變形，
連帶臉型都有所改變，因骨質吸收致使咬合高度改
變，引發下顎前突所致。

◎初始時咬合在標準的平面上

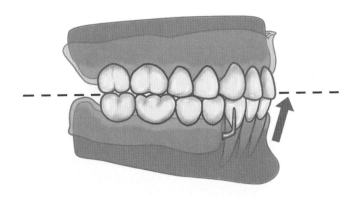

◎一段時間後下顎前牙會「被動性萌出」導致上顎
　前牙嵴吸收，咬合開始傾斜成前高後低

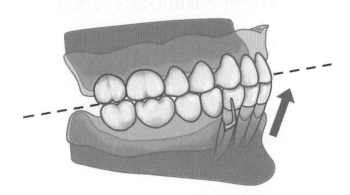

◎下顎牙嵴因咬合改變而過度吸收，上顎前牙嵴亦
　過度吸收，致使咬合嚴重傾斜，最終臉型改變，
　下顎前突明顯

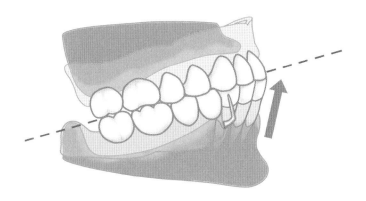

　　所以這類病患在假牙配戴完成應定期追蹤，適度
修磨下顎前齒及其上下活動假牙的墊底，代償骨頭吸
收所產生的間隙，都是避免咬合平面改變而必須做到
的，莫等無牙嵴已嚴重變形再尋求補救恐已是緩不濟
急了。

下顎全口活動假牙

是最不理想的情況，原因為下顎全口活動假牙的覆蓋面積只及於無牙嵴而有限，加上舌頭的運動，在在皆影響該假牙的穩定度，易導致骨頭吸收。如果對咬的牙齒不論是自然齒、或固定假牙、或局部活動假牙，由於有自然齒的存在，其咬合力自然遠大於全口活動假牙，所以這類患者往往戴了假牙後常常得跑牙醫診所，原因不外因無牙嵴的吸收，導致壓痛點經常產生，而須頻頻回診處理，所以臨床上我碰到這類狀況，都會儘量保留一些牙齒。

如果真的無法保留，也會告知患者可能發生的結果，以免患者對假牙失去信心，當然也可用植牙做幾個支點來增加固定性及咬合力，這又是另外的選項了。臨床上有兩個例外可以做下顎全口活動假牙：

戽斗型下顎

是牙科所謂的「第三類咬合病患」；由於下顎可被覆面積較常人為大，還可考慮。

◎戽斗型下顎，半月型臉型是典型特徵，牙科所謂的「第三類咬合病患」

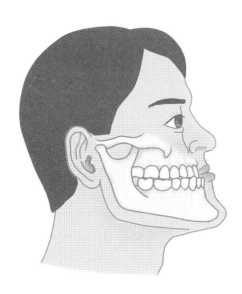

◎第一類正常咬合

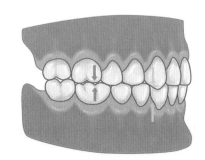

◎第二類咬合，
　下顎後縮

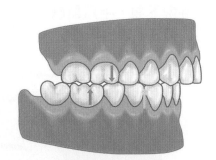

◎第三類咬合，
　下顎前突

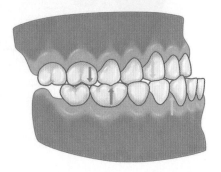

患者原先為上顎全口活動假牙

因咬合力較平均而較可接受，要注意的是原有之上顎全口活動假牙是否狀態良好或不堪使用，否則製作一個好的下顎全口假牙去牽就一個製作不良或過度磨耗的假牙，其結果也未必是理想的。

臨床上常遇到許多患者遍尋診所，而諮詢的結果往往牙醫意見南轅北轍，令患者無所適從，更難以決定。原因不外兩面：患者須面對長期的治療過程，或因諱疾忌醫而延誤時機，巨額的醫療費用更非一般受薪階級所能負擔，例如植牙的費用即屬可觀。另一方面為醫生的態度及學養，能否有視病猶親盡力為患者規畫，在患者能力所及下提供最好的治療。在我看來：

植牙固然理想，但對患者而言，只是提供較多

的治療選項，傳統的活動假牙及固定假牙，一樣能
提供很好的治療效果的。

針對前些日子坊間盛傳，所謂「彈夾式活動假
牙」，是立意良善，無須作侵入性的手術，也不影響
假牙周邊的牙齒，頂多是稍作修磨鄰近牙齒的軸向
面，方便活動假牙的置入、有較佳的密合空間。但我
不能苟同的是：

彈夾式活動假牙固定方式，會對鄰近的支柱牙產
生持續的張力以求假牙的穩定，這與我們專科醫師所
認知的局部活動假牙，一旦置入定位，是呈現靜止狀
態，不會對鄰近牙齒產生不當側方力量的基本概念大
相逕庭，甚至可謂背道而馳。我常遇到患者的詢問而
須多方解說方能釋疑，媒體的斷章取義、一窩峰式的
報導常誤導大眾而引起多數牙醫師的困擾，想來諸同
業亦有所感，因此謹在此作一簡單說明。

全口活動假牙在使用一段時間後，無牙嵴的漸進式吸收，會導致假牙的鬆動、固定效果變差，這時可以假牙墊底的方式來改正，不外藉印模、墊底，恢復功能。但墊底不宜草率為之。

墊底基本上應以一至二次較佳，再多次則不宜，因假牙變形機率較大。

假牙墊底猶如二次施工，是在原有的假牙基底板上添加樹脂，以取代吸收的部分，由於需在原有的假牙基底板上做重複的包埋壓煮的動作，加熱會導致原先的樹脂產生熱脹冷縮的現象。因此墊底常導致原有的假牙產生些許的變形，這是因於冷卻後壓力釋放所致。假牙墊底無非係延長假牙的使用年限，須在牙嵴尚未過度吸收、導致咬合高度改變的情形下為之為宜。

　　以植牙的流行，願意接受的病患比例也逐年增加，但以許多患者因自身缺牙過久，造成的牙嵴過度吸收，使得植牙的施作增加許多風險及困難度。合併植牙及活動假牙的方式也是一種選項，在選擇可植牙的位置，植入人工牙根，以做為未來活動假牙的支點，不僅增加了活動假牙固定效果，咬合張力亦增加許多，提供給讀者一個參考，了解現今科技，許多方式都是可行的。

第四章

活動假牙的使用與維護

克服異物感作崇

　　不論是全口活動假牙或局部活動假牙，在開始使用初期，諸多不適或不便是在所難免。許多患者在初戴活動假牙時，因異物感而造成顎顏面口腔肌肉的緊張，抱怨假牙害他臉型僵硬而不自然。

　　試想以堅硬的假牙基底板壓迫在柔軟的口腔組織上，以其在受力時的位移現象，多少在初戴者口內產生一些壓痛點，有可能只是局部發紅、充血，甚至可能有破皮、潰瘍等情形產生。通常經過牙醫師適度的修磨，避開壓痛點即可解決，時間是最好的藥，使用一段時間後，口腔內受力部位的角質化增加，也能增加使用者的耐受力而不致引發不適。

當全口活動假牙浮於口水之上

初戴活動假牙常因生理反射而有口水大量分泌的現象，這會導致全口活動假牙浮於口水之上，影響固位效果，此時只要多做幾次吞嚥口水的動作，將口水自基底板下擠出即可立即改善。

發音改變，是因為口內的空間變小

舌頭運動因而有所受限。

這些都是需要時間去適應及接受，外觀的改變在初戴活動假牙者而言，主要因所置入的假牙引起的不習慣而致使顏面肌肉較為繃緊，而有差異感，一旦活動假牙適應成為口腔的一部份，整個顏面部的肌肉線條也因放鬆而變得較為自然。

作祟的異物感

上顎全口活動假牙的後緣，因要適度延伸，有時會引發患者的不適如噁心、反胃等現象，其實是異物感作祟。根據科學家研究，95% 以上屬於心因性，僅有極少數為先天性耐受力不足；所以基本上初始的諸多不適應症都會在一段時間內消失，患者也漸能接受活動假牙成為身體的一部份，使用上必然更能得心應手的。

口乾症

臨床上有一種情況極為常見，但卻為許多人忽略甚至一般牙醫師也未能發覺，即為「口乾症」。這大多發生在年老的病人身上，許多因老化導致乾眼症或口乾症，對於活動假牙的使用者而言，口水分泌不足、匱乏，常導致活動假牙無法使用，原因一是缺少了唾液的潤滑作用，活動假牙對無牙嵴的黏膜常產生過度的摩擦，而引起發炎的諸多現象，如腫痛等。其

次缺少了唾液，活動假牙尤其是全口活動假牙缺少了假牙基底板與支持黏膜間的介質，降低吸附效果致假牙固位效果不佳。

臨床上的解決之道，可使用噴霧式的人工唾液或口腔專用的潤滑凝膠，都可以緩解其症狀，增加假牙的使用效果。

活動假牙使用過後
務必拿出口腔做清洗

　　活動假牙的維護，在醫生交付給病人時就應做清潔維護的指示，活動假牙在使用過後，要拿出口腔做清洗的動作，對於局部活動假牙患者，口腔衛生維護也要一併執行，以確保支持假牙的牙齒，能維持在健康的狀態。

清洗假牙

　　應先在臉盆內放水或墊上濕毛巾，因為活動假牙表面都很光滑，如果以牙膏或肥皂合併假牙刷清洗，常易因濕滑而無法有效掌握假牙，造成假牙摔落而損壞。

入睡前，活動假牙清洗乾淨後要泡水

主要是將假牙浸泡於水中，以防乾燥變形；同樣的將假牙取出，也是讓口腔的支持組織能得到適度的休息及修復。假牙的清潔有許多方式，有機械式、化學式等。

機械式的清潔

臨床上較建議用專用的假牙牙刷合併牙膏或肥皂水做適度的清洗，不宜過度用力，以免造成假牙表面產生顯微性刮痕，這會增加細菌堆積及滋生的機會。

化學式的清潔

可合併機械式方法使用，基本上化學式的清潔是以化學藥物作為清潔的工具，臨床上化學式的藥劑可分為：過氧化氫類、次氯酸鈉類、酵素類或弱酸類

等，效果不同，使用上易有諸多限制。

　　臨床上最常用的當屬過氧化氫類，可以為片劑，即一般人所熟知的假牙清潔錠，或是粉劑。原理是利用片劑或粉劑與水接觸後，因化學作用而產生大量的氣泡，撞擊假牙表面沾附的小顆粒分子殘留物，而達到清潔的效果。

　　錠劑的流行係因方便，一次一粒，粉劑則因每次使用在量上較難控制而漸漸被替代，錠劑的使用雖然方便，但也有諸多應注意的事項：

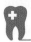

　　因錠劑為「過氧化氫類」，較不穩定，保存期限短，不宜一次購買太多，並應在陰涼避光的地方存放，按假牙清潔錠上的指示，一次浸泡三十分鐘，但科學家臨床上研究，浸泡整夜效果更好。

　　事實上錠劑並沒有如媒體宣傳說的「有殺菌效

果」，但抑菌的功能仍是有的。過氧化氫類錠劑在浸泡一晚後，次日取出沖洗即可，不會有殘留物也不會對身體產生毒害，是極為溫和及安全的。

注意事項是：

使用這類錠劑，只能以冷水浸泡，不能用溫水甚至熱水！使用熱水合併過氧化氫錠劑，會使浸泡液變成漂白水的效果，假牙紅色樹脂板的部分長久下來會被漂白。

其他如次氯酸鈉或弱酸類，固然清潔效果更佳，甚至能去除一些沉澱物及色素斑，唯使用上宜由醫師為之。化學藥劑如清潔不完全就置入口中對身體不宜外，這類藥品或多或少會對樹脂產生一定的溶解及破壞，尤以次氯酸鈉類為最，會造成局部活動假牙金屬支架表面部分的鏽蝕。以前曾有以商品型式出售，現已完全退出市場，因副作用較多所致。

酵素類對假牙表面附著的蛋白質及澱粉顆粒，有極佳的清潔效果，但因酵素本身就不穩定，保存困難，雖有研究，知之者寡，故無法存在於市場上。假牙清潔最佳的方法，還是以專用的假牙刷，合併假牙清潔錠，即可達到很好的效果。

活動假牙會產生鬆動
是因為支持活動假牙的無牙嵴開始吸收

活動假牙在使用一定年限後會產生鬆動不合的現象，大部分肇因於支持活動假牙的無牙嵴開始吸收。

吸收的程度因人而異，女性相較於男性會吸收較快，對咬牙齒的狀態也會影響到無牙嵴吸收的速度，這也是為什麼配戴局部活動假牙或全口活動假牙的患者，應每半年回診。

回診要做的檢查

　　除了檢查殘留支柱牙的健康狀態，也要檢查假牙基底板與無牙嵴間的密合度。輕微的吸收等產生的間隙，可以假牙黏著劑來填補空隙，並增加固定效果。臨床上假牙固定劑或稱做黏著劑，可以為粉劑、凝膠、膏類或片劑，粉劑或凝膠類，基本上成分為玉米粉類等澱粉製劑，混合唾液即形成黏液，增加假牙吸附效果，但使用上要節制，否則清潔上會較為困難。且澱粉製劑，吸食太多，易致腸胃產氣而不適，宜遵照醫囑酌量使用。

　　如無牙嵴過度吸收，有薄片製劑，將之剪成適量大小貼附於假牙基底板內側，取代吸收的空間，並增加吸附效果。在臨床上我較不贊成這類行為，因為：

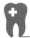

　　無牙嵴吸收到一定程度，即應由醫師判斷是否應對活動假牙做再墊底的動作，通常一副活動假牙可以再墊底一至兩次。

　　墊底的動作每次所用的材料，儘管性質顏色等皆相同，但粉液比例會有所出入，墊底為二次施工，在加溫壓煮的過程中，會對原有的基底板產生一定影響，偶爾為之無妨，經常性的墊底不鼓勵，因為容易造成假牙變形。雖然墊底是延長活動假牙的一個方法，但不可一味的做，最終還是必得面臨重新製作的命運。

　　至於局部活動假牙，除了基底板的墊底外，由於許多患者在配戴一段時間後，習慣將假牙咬入位置，而非適當的置入，久而久之固定鉤就會鬆弛，

降低固定效果。局部活動假牙的固定鉤，是可藉由調整而增加固定效果，專業的牙醫師知道施力點能加以調整，患者千萬不可以為自己有樣學樣，隨意扳動固定鉤，如此容易導致斷裂。

由於固定鉤與金屬支架鑄造是一體成型，斷掉即無法修復而需要重作，貿然為之將是得不償失的。

人與假牙要有適應期
才能融為一體

在植牙流行的今日趨勢下，我仍認為：

植牙對患者而言，只是在治療的模式上，多了一個選項，但並非人人皆是合適的，也就是說：植牙絕非是唯一且最好的選擇，對於許多患有慢性疾病如阿茲海默、帕金森氏症、心血管疾病、糖尿病，長期臥床須要有看護等患者，植牙並非為最佳選項時，固定假牙或活動假牙亦能有效適時的解決患者的進食困擾。

　　當然對於許多牙醫師而言，本身在活動假牙這方面的訓練不足，導致醫療行為的扭曲，非不為也實不能也，是極常見的。我之所以會做這麼多的介紹，因在教學四十年以來，看到活動假牙的式微，年輕醫生對這方面的興趣及努力亦不夠，現實的市場趨勢，一再導致活動假牙的再教育及臨床上的應用大幅降低，相信許多患者在徵詢牙醫師有關假牙方面的問題時，應能注意到活動假牙被忽略的現象。我希望讀者朋友看到這裡，能有助需要假牙的患者，在治療計畫及牙醫師的選擇上，能因對假牙有進一步了解，幫助自己做對的抉擇。

人與假牙要有磨合期

　　往往牙醫師費心努力製作出來的假牙，卻因周遭親友的一句話而前功盡棄，例如：「你樣子變了，怪怪的，怎麼跟以前不一樣了？」

　　原因不外是患者周遭之親友，長久以來習於患者本來缺牙期的容貌，一旦裝了假牙，初期的適應及假牙的置入會改變患者容貌等，的確乍看下會令人變得陌生或格格不入。加上患者初期使用，絕非立即適應和得心應手，再加上周遭人的批評或無心之言，往往令患者心生懷疑，甚至造成醫病關係的緊張，致醫師的努力付諸流水。

　　在此奉勸熱心的親友，應多給患者的支持、鼓勵多於批評，稱讚多於挑剔，更能增加患者使用的信心及嘗試。特別是上了年紀的老人家，學習新的適應成為習慣，更不容易，多鼓勵，習慣成自然是定可預期的。

　　當然也有不肖牙醫師製作出的粗劣假牙，不能讓當事人及周遭親友所接受，這類情況在所難免。一個正確嚴謹的治療步驟，需醫病雙方多坦誠溝通，共同擬定假牙配戴計畫，患者是必定能深切感

受到醫師的努力與用心，按步就班的達成，自然知
道自己找的這位牙醫師，是否與你有默契的完成假
牙再造的任務。

第五章

口腔衛生維護請這樣做

口腔衛生維護
是惠而不費的無形投資

　　在經歷過漫長的治療及繁複的假牙製作手續，患者終於人前可以展現自信與美觀的笑容，健康的牙齒、不受影響的發音、恢復正常飲食等日常功能。

　　許多患者往往認為從此可以一勞永逸，漸漸的疏忽了口腔衛生應有的認識，當然大多數免不了是對看牙醫的恐懼，能不去牙科就儘量拖延或避免。其實這種諱疾忌醫的心態實是大不可取。前文對全口假牙的維護與清潔已介紹過，針對固定假牙或局部活動假牙的患者，口腔衛生的維護實至為重要，千萬別讓辛苦治療建立起來的成果，因某個部分出現問題導致前功盡棄，這是很得不償失的。如同照顧自身的自然牙

齒，在此我將針對口腔衛生的維護作做一介紹，並與大家分享正確的觀念。

牙齒不好，習慣延續是極重要因素

在現代人的觀念裡，投資的理念相當普遍，在牙科的領域裡，對於口腔衛生的維護也是一項惠而不費的無形投資，預防勝於治療，與其出了問題再去尋求治療，花錢傷神又受罪，不如先建立正確的口腔衛生維護觀念及方法，這將是 CP 值最高的投資。

大家都知道刷牙的重要性如預防齲齒及牙周炎等，但大多數人卻在實行上犯了極大的錯誤，許多患者在牙齒不適，尋求治療的過程中，發現齲齒或牙周病時最常的反應為十分不解：「我有每天刷牙啊？」

言下之意，對於醫生的詢問頗不以為然。

其實口腔衛生的衛教，在今日不僅學校不太教，大多數的牙醫師也往往忙得無法一一解說，大部分人

的口腔衛生習慣多半是自幼建立，以長輩為學習對象，在口腔衛教不普及的早期，牙齒不好的比比皆是，這不僅僅是遺傳的關係，習慣的延續也是一個極重要的因素。

口腔衛生觀念首要目標
建立好的刷牙習慣

我習慣提出一個「3w」的觀念，即為：為何（why）、何時（when）、何地（where）。

為何要刷牙？當然是為口腔清潔，人人皆知！

但我認為最重要的當數「刷牙的時機」，即所謂的（Timing）！據我行醫超過四十年的粗略統計，超過 90% 都是一再犯同樣的錯誤，一早起床忙著刷牙洗臉，吃了早餐就急急地出門，外食者更是吃完即開始一天的工作或上學，鮮少有人會注意到口腔的清潔。中午、晚上亦然，到了要入寢了，洗澡、刷牙才

再施行，這就是刷牙時間的不正確所致。

　　我最常問患者：「你為什麼要刷牙？」

　　得到的答案是：「維持清潔。」

　　我又問：「那你認為甚麼時候最需要清潔？」

　　大多數人都略有所懂：「應該在飯後。」

　　我再問：「請問你一天三餐中，有幾次是在飯後認真刷牙的？」

　　絕大多數的答案都是否定的。

　　知道刷牙的重要性是通識，人人都有，但在實行上卻非如此，所以才有這麼多的口腔疾病發生。所以「在正確的時間刷牙」，持之以恆，將可見到驚人的變化，刷牙的威力是不可忽略的。

　　其次就是刷牙的地點，大部分人習於在家中浴室進行，卻鮮少有人願意在公共場所如辦公室公共洗手間等地方，進行口腔衛生的維護。

　　事實上，愛惜自己的牙齒並不丟人，每天多花一點時間來維護口腔清潔，效果遠勝於問題發生後在牙科診所所花的時間及所承受的痛苦與不適，以投資報酬率來說是絕對合算的。

刷牙清潔的是什麼

　　一般牙醫師在教導患者刷牙皆為制式的方法，如「貝氏刷牙法」等，強調有關刷牙的方向、角度等，花了很大的力氣及時間，卻成效不彰，究其原因不外如照章實行，極為複雜不便，久而久之患者往往選擇簡單易行方法而便宜行事，效果自然大打折扣。

　　由於東方人齒弓外與頰肉間的前庭區較淺，儘管牙醫師往往會教病人刷牙的方向為上下刷，而病人卻因受限於空間而習慣前後刷牙，偏偏牙齒的構造很奇妙，琺瑯質的厚度在咬合面很厚，在愈靠近

牙齦的部份愈薄，因那裡不是咀嚼施力點所在。

　　患者用力前後刷牙的結果下，牙齒的齒頸部的琺瑯質很容易就被刷掉，不僅容易引發敏感性牙齒的症狀，太深的刷槽，也易致二度齲齒。

刷牙清潔的是什麼

　　我在此提出一個較為簡易的方法，經我臨床教導患者多年，不僅成效頗佳，且老少咸宜。首先要了解的即是要清潔的對象為何？如果讀者細心點注意，往往會發現

　　進食後如果未立即清潔及刷牙，齒齦溝及牙面上會有白色軟性的牙垢存在，有時有如一層膜附在牙面上，這就是一般所熟知的「牙菌斑」。

　　牙菌斑基本上是由碳水化合物及蛋白質等有機體所組成，黏滯性高，單憑漱口是無法去除，但易為口腔內的細菌所分解利用，牙菌斑的代謝物是酸，除了易導致齲齒，也易引致齒齦炎，更易因長期沉積而形成結石，造成牙周病的發生。

黏滯度高、顆粒小的加工食品

　　現代人的進食習慣改變，最大的原因是加工食品越來越多，原形食物相對變少，加工過的食品由於顆粒小，黏滯度高，所以特別容易形成牙菌斑，如不能即時有效的清潔，嚴重的後果必不可免。牙科的問題都是慢慢發展出來的，沒有危機意識聽任問題發生，等痛了再尋求解決已是緩不濟急了。

哪種口腔清潔工具
才是你要的

　　牙刷基本上有許多變化，如市售常見的以三排六束到三排八束為主，刷毛應柔軟，刷毛尖端應以加工處理過為圓鈍形者為佳，因這樣對牙齒的齒面損傷較少；刷毛如有捲曲，即應更新才能達到有效清潔牙縫的功效。

牙菌斑顯示劑

　　坊間可以購買到的牙菌斑顯示劑，可以為錠劑或液體狀的滴劑，這種顯示劑特別容易沾附到牙菌斑上，如此可輕易地顯示口腔中牙菌斑的位置所在。

　　我常要求患者先用自己習慣的方式刷牙，再使用

牙菌斑顯示劑，許多患者才赫然發現自己習以為常的
刷牙方式大有問題，處處還可見牙菌斑的痕跡，但此
時只須以軟毛牙刷沾以清水，以轉小圈圈或前後輕微
拂動方式，即可去除牙菌斑。

◎ 轉小圈圈或前後輕微拂動牙刷，即可去除牙菌斑

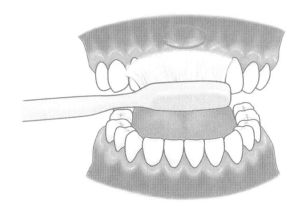

細心者會發現，牙菌斑的顯示點不僅在牙齒上，往往也會在牙齦上，舌頭上。如何有效清潔，對於初學者是需要一點耐心的。

好發在相同位置的牙菌斑

當患者在使用牙菌斑顯示劑合併刷牙一段時間後，會發現牙菌斑常好發在相同的位置，久而久之，一旦習慣建立，即使沒有牙菌斑顯示劑的輔助，患者也知道何處是應加強的部位，清潔的效果自然進步許多。

對於小朋友而言，這是最有效的方法，順便還可以這種方法，作為全家共同的親子互動遊戲、寓教於樂，一舉數得。小孩子一旦建立好口腔衛生維護的習慣，將來父母也可省去許多「帶小朋友去看牙」的親子衝突。

牙膏的選擇及使用，則見仁見智，一般的牙膏基

本上 95% 為發泡劑、水及香料添加物，僅於清潔後提供舒適清涼的口感，以含氟量的有限，實質上保護意義不大，也不會因齒頰留下芳香，即代表清潔做的徹底。我常認為：

　　會刷牙的人，即使不用牙膏也能刷得很乾淨；只要時機及方法正確，效果遠遠勝過一般使用牙膏，對於把刷牙僅當例行公事，敷衍了事的人，要小心是在自找麻煩。

牙線以未上蠟者為佳

　　其他的輔助用品如牙線或牙間刷皆可利用，牙線的優點為其不佔體積，可有效清潔牙縫，基本上以未上蠟者為佳。對初學者而言，使用上較不順手，因此

坊間多售以含蠟的牙線，輕易上手外，也不會如牙籤般加寬牙縫，損傷牙齦，等使用牙線順手、習慣了，再來用不含蠟牙線效果更佳。

牙縫間刷有許多形式及尺寸，適合於植牙患者、牙周病術後患者、固定牙橋使用者、老年人齒縫較大者為佳。這些工具合併刷牙，都是以機械式的方法達到完全清潔的目的。

漱口水的使用
是「暫時的抑制」口腔中的細菌活動

一般分家居用及專業用的兩種。家居用的漱口水基本上是稀釋的酒精型漱口水，目的為「暫時的抑制」口腔中細菌的活動，降低其利用牙菌斑產生的不良後果，如此唾液中的酵素，才能有效的分解殘留食物而不致造成傷害。

但酒精型漱口水刺激性較強，許多患者無法將之

含在口內到指定的時間，現在坊間出現許多標榜不含酒精的漱口水，效果相同而較為一般人所接受。至於專業的漱口水為含有定量的 chlorohexidine，這是針對嚴重牙周病患者及其術後所使用，使用上應有所節制。

長期使用專業的漱口水，易致舌苔改變、味覺產生變化，會抑制口腔內之正常菌叢，導致黴菌如白色念珠菌的過度滋生，選擇上還請先諮詢你信賴的牙醫師，正確使用方能達最佳效果。

電動沖牙器、電動牙刷，皆為商業化的產品

沖牙器可以沖掉大多數的堆積物，但研究證明對牙菌斑的去除功能有限，就算使用沖牙器，還需輔以

其他工具及方法，才能得到最佳的清潔效果。

　　至於電動牙刷，我期期以為實無必要，以人為萬物之靈，手又是最機敏靈巧，不僅能有效控制牙刷的力量、方向，即便三個月一換，花費親民。相較於電動牙刷所標榜的有效清潔，不但所費不貲，速度太快，操持不當依舊讓細微處的縫隙不易清潔到，兩者相較，我還是認為親力親為的手動牙刷效果最好。總而言之，正確的口腔衛生觀念，有效的口腔衛生維護，讓大家都能以愉悅的心情迎接民以食為天、津津有味的每一天。

千萬別再「不痛就好」

在生活步調緊湊的今日，醫病關係因溝通不良而產生醫療糾紛時有耳聞，在健保制度資源有限下，醫療生態扭曲一直也被詬病；沒有足夠的時間讓醫病雙方坐下來，講解病情、建立完整治療計畫，一直是我在大醫院看診行醫時的缺憾。

　　在知識爆炸的時下，任何資訊取得只要善用搜尋引擎隨手可得，至於可信度、正確性呢？醫療行為一樣也可以透過商業的置入行銷包裝，至今在臨床上，仍常有病人提問些以訛傳訛的說法，好在目前看診，我能有充份的時間和患者溝通。

　　完整的治療計畫會因醫師的專業領域不同、看

法不同而有不同意見與處置的差別，以至於患者越聽越迷糊，甚至只求「先不痛就好了」。至於相關的口腔健康維護——等下次牙痛了再說！殊不知一而再的用這種心態面對任何疾病，任何科別醫師能幫的忙，越來越有限。

在醫療分工愈見精密的今天，牙醫學一樣也有許多細項專科分類，儘管個人已鑽研假牙贋復學四十多年，仍覺得這是門深奧、值得不斷研究的學問。希望這本書，能為對假牙有疑慮的朋友解惑，當須面臨製作假牙時，能幫自己挑選到最適合與舒適的假牙，能像自然牙般好用。

國家圖書館出版品預行編目（CIP）資料

選對假牙，跟真的一樣好用／管中陵
著-- 初版. --
臺北市：大塊文化, 2018.12
面；　公分. --（Care；63）
ISBN 978-986-213-954-7（平裝）
1.贋復牙科　2.義齒
416.96　　　　　　　108000310

CARE
Good Care ,
Good Living

CARE
Good Care ,
Good Living

CARE
Good Care ,
Good Living

CARE

Good Care ,
Good Living